Sanación Holística
Conectando con la Energía Universal
Por Nora Hughes

Copyright © Luiz Santos 2023

Todos los derechos reservados
Ninguna parte de este libro puede ser reproducida por ningún medio existente sin la autorización por escrito del titular del derecho de autor.

Imagen de la portada © Vellaz Studio
Revisión Marcus Assif
Proyecto gráfico Rosa Amaral
Diagramación Matheus Costa
Todos los derechos reservados a:
Luiz A. Santos

Holismo

Contenido

Prólogo 5
Capítulo 1 Fundamentos de la Curación Holística 6
Capítulo 2 Energía Vital y Canales de Energía 12
Capítulo 3 Prácticas de Autocuración 18
Capítulo 4 Introducción al Reiki 25
Capítulo 5 Cristales y su Energía Curativa 31
Capítulo 6 Introducción a la Fitoterapia 38
Capítulo 7 Fundamentos de la Homeopatía 45
Capítulo 8 Terapias Manuales 52
Capítulo 9 Aromaterapia para Equilibrio Emocional 59
Capítulo 10 Yoga Terapéutico 67
Capítulo 11 Cura Sonora 74
Capítulo 12 Visualización Creativa y Cura Mental 81
Capítulo 13 Medicina Tradicional China (MTC) 88
Capítulo 14 Espiritualidad y Cura 95
Capítulo 15 Ansiedad 102
Capítulo 16 Enfermedades Crónicas 110
Capítulo 17 Alivio de Dores 117
Capítulo 18 Nutrición Holística 125
Capítulo 19 Detox Energético 132
Capítulo 20 Bioenergia y Campos Energéticos 139
Capítulo 21 Cura Emocional 146
Capítulo 22 Reequilíbrio Hormonal 153

Capítulo 23 Psicossomática y Enfermedades Emocionales 160

Capítulo 24 Insomnio y Trastornos del Sueño 167

Capítulo 25 Salud Energética 174

Capítulo 26 Terapias Complementarias en el Tratamiento del Cáncer 181

Capítulo 27 Conexión con el Yo Superior y Autocura 188

Capítulo 28 Autocuidado Holístico 195

Capítulo 29 Cura Holística 202

Epílogo 209

Prólogo

Hay fuerzas que trascienden la comprensión común. Energías que fluyen silenciosamente entre cada célula, cada pensamiento, entre lo visible y lo invisible. Este prólogo es un portal que te invita a explorar esa dimensión oculta de la existencia, donde la verdadera sanación ocurre.

Aquí, no se trata de respuestas rápidas o fórmulas instantáneas. En su lugar, serás guiado por caminos que conducen a un equilibrio profundo, donde la sabiduría ancestral de la Medicina Tradicional China, el Ayurveda y el Reiki revelan antiguos secretos para restaurar la armonía entre cuerpo, mente y espíritu. Cada técnica, cada práctica, es una invitación a sentir el sutil movimiento del Prana, la energía que recorre los nadis y meridianos, y a descubrir cómo desbloquear los centros de poder que residen en ti.

Imagina sentir la energía fluyendo por tus chakras, disolviendo bloqueos emocionales y trayendo paz a la mente inquieta. O percibir, por primera vez, el poder que tienes en tus manos para sanarte y transformarte. Este texto es una conversación íntima, un susurro que te guía a través de los secretos de la acupuntura, la meditación y las prácticas de sanación energética, ayudándote a transformar el dolor y el desequilibrio en serenidad y vitalidad renovada.

Pero debes saber que estas palabras no son una lectura común. Son una invitación para aquellos que desean reconectar con lo más esencial y misterioso de sí mismos. Al seguir adelante, aceptas el reto de un profundo viaje a las aguas de la sanación holística. ¿Estás listo para despertar esa fuerza que siempre ha estado dentro de ti?

Capítulo 1
Fundamentos de la Curación Holística

La curación holística es un antiguo arte que nos invita a ver el cuerpo, la mente y el espíritu como un todo inseparable. En un mundo donde la salud se mide a menudo solo por síntomas físicos, esta perspectiva nos abre una puerta hacia un universo de conexiones invisibles y energías sutiles. La base de la curación holística radica en la noción de que, para sanar de verdad, no basta con tratar una dolencia específica; es necesario abordar la esencia misma de nuestra energía vital, aquella que fluye por cada célula y cada pensamiento.

Esa energía vital, conocida como Prana en las tradiciones védicas de la India, o Qi en la Medicina Tradicional China (MTC), no es simplemente un concepto abstracto. Es el hilo que conecta cada parte de nuestro ser, un río invisible que nutre nuestro cuerpo físico, pero también nuestra mente y nuestras emociones. Cuando este flujo se altera, la armonía interna se rompe, y es entonces cuando las enfermedades encuentran un lugar donde anidar. La clave está en mantener ese flujo equilibrado, y la curación holística nos ofrece las herramientas para lograrlo.

Cada cultura ha desarrollado sus propias formas de interpretar y manipular esta energía vital. En la MTC, se cree que el Qi fluye a través de canales invisibles llamados meridianos, que conectan los órganos internos con la superficie del cuerpo. Estos meridianos, como ríos subterráneos, pueden bloquearse, desviarse o debilitarse, lo que provoca desequilibrios que se manifiestan en forma de enfermedades. A través de la acupuntura, la moxibustión y la fitoterapia, la MTC busca restaurar ese flujo, devolviendo la armonía a los sistemas del cuerpo.

Por otro lado, la tradición india nos habla de los nadis, canales sutiles que transportan el Prana por todo el cuerpo. A lo largo de estos canales, se encuentran centros de energía conocidos como chakras, que actúan como vórtices donde el Prana se concentra y se transforma. Cada chakra influye en aspectos específicos de nuestra vida y nuestro bienestar, desde la seguridad y la supervivencia hasta la comunicación y la conexión espiritual. Cuando uno de estos centros se desequilibra, la energía deja de fluir correctamente, afectando tanto al cuerpo como a la mente.

Pero la curación holística no se detiene en la tradición oriental. En Occidente, prácticas como el Reiki han surgido como un puente entre el cuerpo físico y la energía sutil. El Reiki, un arte japonés de sanación, se basa en la transferencia de energía universal a través de las manos, canalizando la fuerza vital del universo hacia aquellos que buscan alivio y equilibrio. Quienes practican Reiki hablan de una sensación de calor o de un leve hormigueo cuando la energía fluye, una prueba tangible de la presencia de esa fuerza invisible que busca restaurar la armonía perdida.

La importancia de estas prácticas no reside solo en sus técnicas, sino en la forma en que nos invitan a ver la salud desde una perspectiva más amplia. En lugar de centrarse únicamente en el cuerpo físico, la curación holística nos recuerda que nuestras emociones, pensamientos y experiencias también tienen un papel fundamental en nuestro bienestar. Las preocupaciones cotidianas, los traumas no resueltos y el estrés acumulado pueden ser tan perjudiciales para la salud como una dieta inadecuada o la falta de ejercicio.

Así, el equilibrio es la esencia de la curación holística. Equilibrar no solo los aspectos físicos, sino también los mentales y espirituales. Comprender que un pensamiento negativo repetido una y otra vez puede ser tan dañino como una herida que no cicatriza. Y que la meditación, la respiración consciente y la conexión con nuestro yo interior pueden ser tan poderosas como cualquier medicamento.

Sin embargo, este enfoque no está exento de desafíos. En un mundo que valora lo tangible y lo medible, la energía vital y sus flujos sutiles pueden parecer etéreos, difíciles de comprender. Pero la belleza de la curación holística radica precisamente en su capacidad de trascender lo visible, en su promesa de sanar más allá de lo que los ojos pueden ver. Es una invitación a escuchar nuestro cuerpo con más atención, a sentir su lenguaje sutil y a restaurar un equilibrio que, en muchos casos, habíamos olvidado que existía.

La MTC, el Ayurveda y el Reiki son solo algunas de las puertas hacia esta comprensión profunda de la salud. Cada uno de estos sistemas ofrece una perspectiva única sobre cómo funciona la energía vital y cómo interactúa con nuestro ser. Pero todos coinciden en un punto: la verdadera sanación no ocurre en la superficie, sino en las profundidades donde residen nuestras emociones, nuestros sueños y nuestros miedos más ocultos.

La curación holística es una llamada a redescubrir nuestra conexión con la vida en su totalidad, a entender que el bienestar no es solo la ausencia de enfermedad, sino un estado de armonía donde cada parte de nuestro ser respira en sintonía con el universo. Nos invita a cuidar de nosotros mismos como un jardinero que cultiva un jardín delicado, prestando atención a cada planta, cada flor, cada rincón escondido. Porque solo al entender esta interconexión, al aceptar que cada pensamiento y cada emoción influye en nuestro estado físico, podemos empezar a sanar de verdad.

En este viaje hacia la comprensión de la curación holística, nos damos cuenta de que el verdadero poder de sanarnos está, y siempre ha estado, dentro de nosotros. Basta con recordar cómo escuchar, cómo sentir, cómo reconectar con esa fuente de energía que fluye desde el corazón del universo hasta el centro de nuestro ser.

La interconexión entre el cuerpo, la mente y el espíritu se despliega ante nuestros ojos como un intrincado tapiz de energías entrelazadas. Si uno observa detenidamente, comprenderá que la salud no es simplemente la ausencia de dolencias, sino un estado de equilibrio constante, una danza delicada entre lo físico, lo emocional y lo espiritual. A menudo, los enfoques convencionales tienden a centrarse en aliviar los síntomas visibles, mientras que el enfoque holístico se sumerge en las raíces invisibles, buscando la causa profunda de cada malestar.

En la curación holística, cada síntoma que el cuerpo manifiesta es un mensaje, un susurro del alma que nos invita a mirar más allá de lo aparente. Las migrañas persistentes, los dolores musculares o las enfermedades crónicas pueden ser un reflejo de emociones no expresadas, de miedos que se han anidado en el corazón o de tensiones acumuladas por la vida cotidiana. Aquí, la enfermedad se entiende como un desequilibrio, una desconexión que debe ser sanada desde la raíz.

En este marco, surge una gran diferencia con respecto a la medicina tradicional. Mientras la medicina convencional busca restaurar la funcionalidad física, el enfoque holístico explora el terreno de las emociones, los pensamientos y las energías sutiles. Ambos enfoques tienen su valor, y muchas veces, lo que uno busca no es reemplazar al otro, sino complementarlo. La medicina holística abre una puerta a la posibilidad de entender la enfermedad no solo como un enemigo a vencer, sino como un maestro que nos guía hacia la autocomprensión.

Uno de los mayores desafíos de la perspectiva holística es su integración en un mundo moderno que prioriza las soluciones rápidas. Los pacientes buscan alivio inmediato, un fármaco que elimine el dolor, una terapia que acalle la ansiedad de un día para otro. Pero la curación holística nos pide tiempo y paciencia, una disposición a explorar los propios recovecos, a sumergirse en la sombra antes de volver a la luz. Requiere el compromiso de enfrentar aquello que duele, no solo en el cuerpo, sino también en el espíritu.

Sin embargo, cuando se abraza este camino, se descubren formas sorprendentes de aliviar incluso las condiciones crónicas. A través de la meditación, por ejemplo, el sistema nervioso puede alcanzar un estado de calma profunda, ayudando a reducir la inflamación y la tensión muscular que muchas veces acompañan a enfermedades como la artritis o la fibromialgia. La meditación no solo calma la mente; es una herramienta para conectar con la propia energía vital, permitiendo que ésta fluya de manera más armoniosa a través de los canales del cuerpo.

Otra práctica valiosa es el uso de visualizaciones y afirmaciones positivas, que actúan como semillas plantadas en el terreno fértil de la mente. Visualizar el propio cuerpo sanando, imaginar el flujo de energía limpiando cada célula, es un acto de creación, una forma de reescribir la historia que nuestro cuerpo cuenta. Y aunque para algunos esto pueda parecer un acto de fe, estudios han demostrado que la mente tiene un poder inmenso para influir en el cuerpo. El simple hecho de creer en la posibilidad de la sanación puede activar los procesos naturales de regeneración del organismo.

El camino de la curación holística también nos recuerda la importancia de la conexión con la naturaleza. La tierra, el agua, el aire y el fuego no son solo elementos externos, sino reflejos de las energías que habitan en nuestro interior. Caminar descalzo sobre la tierra, sentir la brisa en la piel, sumergirse en el agua de un río; estas experiencias no solo son reconfortantes para el alma, sino que ayudan a equilibrar nuestros propios ritmos internos. La naturaleza actúa como un espejo, mostrándonos lo que hemos perdido al desconectarnos de ella, y recordándonos que somos parte de un todo mucho mayor.

Para aquellos que sufren de enfermedades crónicas, la curación holística ofrece un enfoque que no promete milagros rápidos, pero sí una transformación gradual y profunda. No se trata de eliminar el dolor de inmediato, sino de comprender su origen, de dialogar con el cuerpo como con un viejo amigo que nos cuenta sus penas. La MTC y el Ayurveda, con sus complejos sistemas de diagnóstico, enseñan a leer los signos sutiles del cuerpo, como la lengua, el pulso y la calidad de la piel, para entender dónde la energía se estanca y cómo devolverle su flujo natural.

Y en este proceso, algo fascinante ocurre: uno descubre que la verdadera curación no es una meta, sino un viaje. Un viaje que nos invita a redescubrir nuestro propio poder, a darnos cuenta de que la salud está en nuestras manos, que no somos simplemente víctimas de nuestros cuerpos, sino creadores activos de nuestro bienestar. La autocura se convierte así en un acto de autoconocimiento, en un compromiso con uno mismo para escuchar, para sentir, para permitir que el cuerpo y el alma encuentren de nuevo su armonía.

La curación holística nos desafía a mirar más allá de lo que los ojos pueden ver, a sentir más allá de lo que la piel percibe. A confiar en que hay un ritmo oculto que guía cada latido, cada respiración, y que cuando aprendemos a bailar con ese ritmo, la vida se torna más fluida, más ligera. A veces, el equilibrio se alcanza con un simple cambio de perspectiva, con la decisión de dejar de luchar contra lo que nos duele y empezar a entenderlo.

Porque, en el fondo, la curación no es un destino, sino un estado de ser, un recordatorio constante de que estamos vivos, de que cada respiración es una oportunidad para sanar un poco más, para reconectar con el misterio que somos. Y ese misterio, ese flujo eterno de Prana, de Qi, nos susurra que, más allá del dolor, hay un espacio de paz esperando ser descubierto.

Capítulo 2
Energía Vital y Canales de Energía

La energía vital fluye por cada ser vivo como un río invisible que conecta todas las partes de nuestro ser. A veces es sutil, otras, tan palpable que parece vibrar en el aire. En las tradiciones ancestrales, esta energía ha recibido nombres diferentes: Qi en la Medicina Tradicional China (MTC), Prana en la filosofía védica, Ki en Japón. Sin embargo, más allá de los nombres, todas estas corrientes convergen en un mismo principio: la energía vital es la esencia que da vida y, cuando fluye libremente, nos mantiene en equilibrio y en armonía con el mundo que nos rodea.

En la MTC, se cree que el Qi fluye a través de una red de meridianos, canales invisibles que recorren nuestro cuerpo, transportando la energía a cada rincón, a cada órgano, a cada célula. Estos meridianos son como ríos subterráneos que, si se bloquean o desvían, pueden causar una serie de desequilibrios que, con el tiempo, se manifiestan como enfermedades físicas o malestares emocionales. Cada meridiano se asocia con un órgano específico, como el corazón, los pulmones, el hígado, y se dice que sus flujos reflejan no solo la salud del cuerpo físico, sino también la calidad de nuestras emociones y pensamientos.

Los meridianos principales son doce, y cada uno tiene un ciclo de actividad en el que la energía se mueve con mayor intensidad. Por ejemplo, el meridiano del hígado es especialmente activo durante la madrugada, un momento en el que la energía se enfoca en la desintoxicación del cuerpo y la liberación de la ira contenida. A través de técnicas como la acupuntura y la digitopuntura, es posible desbloquear estos canales, permitiendo que el Qi fluya de nuevo y restablezca el equilibrio perdido.

En la tradición india, la energía vital, conocida como Prana, se desplaza a través de los nadis, que son similares a los meridianos, pero abarcan un enfoque aún más espiritual. Se dice que hay 72.000 nadis en el cuerpo, y aunque muchos son sutiles, tres de ellos destacan por su importancia en el equilibrio energético: Ida, Pingala y Sushumna. Ida está asociado con la energía lunar, fría y calmante, que gobierna la parte izquierda del cuerpo y la mente subconsciente. Pingala, por otro lado, es la energía solar, cálida y activa, que fluye por el lado derecho y nos impulsa hacia la acción y la actividad mental. Cuando ambos se equilibran y se encuentran en el Sushumna, el canal central, se abre la puerta a estados profundos de meditación y despertar espiritual.

En este recorrido energético, los chakras se presentan como centros de poder, como remolinos de energía que transforman y distribuyen el Prana por todo el cuerpo. Hay siete chakras principales, cada uno de los cuales se sitúa en puntos estratégicos a lo largo de la columna vertebral, desde la base hasta la coronilla. Cada chakra está asociado con aspectos específicos de la vida y la existencia humana, desde las necesidades básicas de supervivencia hasta la conexión con el cosmos y la espiritualidad.

El chakra raíz, ubicado en la base de la columna, es el guardián de nuestra seguridad y estabilidad, y se alimenta del contacto con la tierra. Mientras que el chakra corazón, situado en el centro del pecho, nos conecta con el amor incondicional y la compasión, sirviendo como un puente entre lo terrenal y lo espiritual. Cuando un chakra se bloquea, ya sea por traumas, pensamientos negativos o desequilibrios emocionales, el flujo de energía se ve interrumpido, y esto puede manifestarse en forma de problemas físicos o emocionales relacionados con el área que ese chakra gobierna.

Comprender esta red de meridianos, nadis y chakras es como aprender un nuevo lenguaje, un idioma antiguo que nos habla de la conexión intrínseca entre nuestro cuerpo y la energía que nos rodea. Sin embargo, esta comprensión no se queda en el plano teórico. Para muchos, la primera experiencia con esta energía se manifiesta en momentos de estrés profundo, cuando el flujo se siente como un nudo en el estómago, una presión en el pecho o una opresión en la garganta. Es entonces cuando la energía nos pide ser escuchada, cuando nos invita a redescubrir el flujo natural que nos habita.

Las prácticas como el Tai Chi y el Qigong, originadas en la antigua China, nos enseñan a mover esta energía de manera consciente, a dirigirla con suavidad a través de posturas, movimientos lentos y respiración profunda. Al practicar estas disciplinas, no solo fortalecemos el cuerpo, sino que aprendemos a sentir el Qi moviéndose por los meridianos, a percibir cómo la energía se desplaza como un río suave que nos revitaliza y nos conecta con el entorno.

Del mismo modo, en la tradición india, las prácticas de Pranayama—ejercicios de control de la respiración—permiten que el Prana fluya de manera equilibrada por los nadis. A través de técnicas como Nadi Shodhana (respiración alterna), se busca limpiar y equilibrar los canales energéticos, promoviendo un estado de calma y claridad mental. El Pranayama no solo oxigena el cuerpo, sino que purifica la mente, creando un puente entre la respiración física y la energía sutil.

Estas prácticas, aunque parecen simples, guardan un poder profundo. Cuando nos tomamos el tiempo de cultivar el equilibrio energético, comenzamos a experimentar la vida de una manera diferente. Nos volvemos más sensibles a los ritmos de la naturaleza, más conscientes de cómo las emociones afectan nuestro cuerpo y más abiertos a percibir los desequilibrios antes de que se conviertan en enfermedades físicas.

La energía vital, con su flujo constante a través de meridianos y nadis, nos enseña que no somos entidades aisladas, sino un reflejo de la danza del universo. Y en esa danza, cada respiración, cada movimiento y cada pensamiento forman parte de un patrón mayor, un diseño que nos conecta con el ritmo del cosmos. A través de esta comprensión, descubrimos que la salud no es solo un estado físico, sino un viaje de regreso a nuestra naturaleza esencial, un recordatorio de que, en lo profundo, somos pura energía en movimiento.

El equilibrio de la energía vital es un arte delicado, donde las prácticas y las técnicas se entrelazan como un hilo fino para restaurar la armonía perdida. Cada tradición nos ofrece herramientas para limpiar, desbloquear y fortalecer los canales energéticos, permitiendo que el flujo vital recorra libremente nuestro ser, como un río que retoma su cauce natural después de una tormenta. Sin embargo, para lograr este equilibrio, es esencial comprender cómo aplicar estos métodos de forma precisa, de manera que la energía se convierta en un aliado en el proceso de sanación.

Una de las técnicas más poderosas para trabajar con la energía es la meditación para la limpieza de chakras. Imaginemos que los chakras son ventanas a través de las cuales la energía entra y sale de nuestro cuerpo, y a lo largo del tiempo, estas ventanas pueden acumular polvo en forma de emociones estancadas y pensamientos repetitivos. La meditación nos permite sentarnos en silencio, visualizar cada uno de estos centros de energía y, con cada respiración, limpiar y liberar aquello que ya no nos sirve.

Un ejercicio clásico consiste en sentarse cómodamente, cerrar los ojos y enfocar la atención en la base de la columna, en el chakra raíz. Desde ahí, se imagina una luz roja que brilla, expandiéndose y limpiando cualquier residuo de inseguridad o miedo. A medida que se sube la atención por cada chakra—naranja en el sacro, amarillo en el plexo solar, verde en el corazón, azul en la garganta, índigo en el tercer ojo y violeta en la coronilla—la energía se va liberando, fluyendo de nuevo con fuerza y pureza. Este tipo de práctica no solo revitaliza el cuerpo, sino que nos ayuda a conectar con una sensación de paz y arraigo profundo.

La respiración, a su vez, es un puente fundamental entre la mente y la energía. El Pranayama, con su enfoque en la regulación de la respiración, se convierte en una herramienta esencial para desbloquear los canales energéticos. Un ejercicio sencillo, pero poderoso, es la respiración de fuego, donde se inhala y exhala rápidamente a través de la nariz, usando el abdomen para impulsar el flujo de aire. Esta técnica despierta el Prana, creando un calor interno que purifica los nadis, disolviendo los bloqueos y facilitando el movimiento libre de la energía.

En la MTC, la acupuntura se presenta como una de las formas más directas para desbloquear los meridianos. Al insertar finas agujas en puntos específicos, se estimula el flujo de Qi a través de los canales, reequilibrando la energía de los órganos y del cuerpo en su conjunto. Sin embargo, la acupuntura no es la única técnica disponible; existen métodos más accesibles, como la digitopuntura, donde se presionan suavemente esos mismos puntos con los dedos. Esto permite que la energía circule sin la necesidad de herramientas externas, haciendo de esta práctica un recurso valioso para el autocuidado diario.

Además de estas técnicas, los ejercicios físicos diseñados para movilizar la energía son fundamentales. En el Qigong, por ejemplo, los movimientos suaves y coordinados con la respiración son una forma de dirigir el Qi de manera consciente, creando una sensación de fluidez interna. El Tai Chi, con sus posturas fluidas y su enfoque en la atención plena, es otro camino para restaurar el flujo energético. Practicados al amanecer, estos movimientos se sincronizan con la energía del sol naciente, permitiendo que la renovación del día se refleje también en nuestro interior.

Cada una de estas prácticas actúa como una llave que abre la puerta al equilibrio interno. Sin embargo, el desbloqueo energético no siempre es un proceso suave. A veces, al liberar un bloqueo, surge un torrente de emociones olvidadas, como un río que arrastra los restos que encontraba en su camino. Por eso, es fundamental recordar que el proceso de sanación no siempre es lineal. Hay días en que la energía fluye con facilidad, y otros en los que parece estancarse de nuevo. La paciencia y la compasión hacia uno mismo son esenciales para navegar estas aguas.

Estudios de caso han demostrado los beneficios tangibles de estas prácticas en condiciones crónicas. Personas que sufrían de migrañas intensas encontraron alivio a través de la digitopuntura aplicada en puntos clave como el Hegu (entre el pulgar y el índice) y el Taiyang (en las sienes). Otros, con problemas de insomnio, descubrieron que la meditación para la limpieza de chakras antes de dormir les permitía descansar de manera más profunda, al liberar la tensión acumulada en la mente y el cuerpo.

A menudo, la energía también se desequilibra por la acumulación de tensiones externas. El entorno en el que vivimos, las interacciones diarias y los lugares que frecuentamos afectan el flujo de nuestra energía. Por ello, prácticas como el uso de cristales para proteger el campo energético o la limpieza de espacios con hierbas aromáticas como la salvia y el palo santo ayudan a mantener la energía limpia y a crear un entorno propicio para la sanación. Estas herramientas no solo purifican nuestro propio flujo energético, sino también el de los lugares que habitamos.

El desbloqueo de los meridianos, la limpieza de chakras y la práctica del Pranayama nos recuerdan que la energía vital no es una entidad estática, sino un flujo en constante movimiento. Así como el viento necesita espacio para soplar, la energía requiere canales despejados para moverse libremente. Y al restaurar ese flujo, no solo sanamos el cuerpo, sino que nos reconectamos con una parte esencial de nosotros mismos, con esa fuerza primordial que nos impulsa a buscar el bienestar y la plenitud.

Este viaje hacia la armonización energética no tiene un final definido. Es un proceso continuo, una exploración constante de nuestras profundidades. A medida que aprendemos a sentir el Qi, el Prana, nos volvemos más sensibles a la vida que nos rodea, a la forma en que la naturaleza y sus ciclos influyen en nuestro ser. Así, la energía vital deja de ser un misterio para convertirse en una aliada, en una guía que nos recuerda que la salud no es un estado fijo, sino un flujo constante que nos invita a adaptarnos y a crecer con cada nuevo día.

Capítulo 3
Prácticas de Autocuración

La autocuración es un sendero íntimo, una exploración en la que cada persona se convierte en el protagonista de su propia sanación. Es un viaje que requiere atención, paciencia y un deseo profundo de reconectar con la sabiduría innata del cuerpo y la mente. En este proceso, las técnicas de meditación guiada, visualización positiva y el uso de afirmaciones se alzan como herramientas poderosas, capaces de transformar nuestra relación con el dolor, el estrés y el desequilibrio emocional.

Imaginemos la mente como un jardín, donde cada pensamiento y emoción es una semilla que plantamos. Si constantemente regamos semillas de preocupación, ira o tristeza, nuestro jardín interno se llenará de malas hierbas que asfixian las flores del bienestar. Pero si aprendemos a elegir con cuidado las semillas que plantamos—regando pensamientos de amor, gratitud y aceptación—podemos cultivar un jardín de paz y equilibrio. Las prácticas de autocuración nos enseñan precisamente a ser jardineros conscientes de nuestra mente, eligiendo qué plantas queremos ver crecer en nuestra vida.

Una de las formas más accesibles para iniciar este camino es a través de la meditación guiada. Esta práctica nos invita a entrar en un estado de relajación profunda, mientras seguimos la voz de un guía que nos lleva a visualizar paisajes tranquilos, lugares seguros donde podemos soltar las tensiones del día. A medida que la respiración se vuelve más lenta y el cuerpo se relaja, la mente entra en un estado de receptividad, permitiendo que la energía vital fluya de manera más libre. Este flujo renovado no solo calma el sistema nervioso, sino que también ayuda a reducir la inflamación y a restaurar el equilibrio hormonal.

En este estado de calma, la visualización positiva emerge como una herramienta poderosa. La visualización es un acto creativo, un puente entre la mente y el cuerpo. Consiste en cerrar los ojos e imaginar que la luz, la calidez y la energía curativa rodean las áreas que más necesitan atención. Quienes practican esta técnica con constancia afirman que, al imaginar la sanación de un órgano, de un tejido, o incluso de un sentimiento de angustia, el cuerpo responde, como si las imágenes mentales fueran instrucciones que el cuerpo obedece. Esta práctica, al parecer simple, actúa como un recordatorio de que la mente y el cuerpo están profundamente conectados, y que aquello que pensamos puede influir en nuestro bienestar físico.

Las afirmaciones, por otro lado, son declaraciones poderosas que nos ayudan a reprogramar la mente. Durante años, muchos de nosotros hemos acumulado creencias negativas sobre nuestra salud y nuestras capacidades, alimentando la idea de que no podemos cambiar nuestra realidad. Las afirmaciones actúan como un antídoto, transformando las creencias limitantes en pensamientos positivos. Al repetir frases como "Mi cuerpo se sana día a día", "Merezco vivir en paz" o "Estoy conectado con la fuente de mi propia fuerza", creamos nuevos senderos en la mente, que con el tiempo pueden reemplazar las viejas historias de miedo y enfermedad.

Para aquellos que están comenzando su camino de autocuración, es importante encontrar un ritmo propio. No es necesario dedicar horas a la meditación o llenar páginas con afirmaciones; basta con encontrar unos minutos cada día para respirar profundamente, para visualizar un lugar seguro en el que el cuerpo y la mente puedan descansar, o para repetir una afirmación que resuene con nuestro momento actual. En estos pequeños momentos, la energía del autocuidado comienza a desplegarse, creando un espacio interno donde la sanación puede florecer.

El impacto de estas prácticas no se limita solo a lo emocional. Estudios han demostrado que la meditación regular puede reducir los niveles de cortisol, la hormona del estrés, lo que a su vez mejora el sistema inmunológico y reduce la inflamación crónica. De manera similar, la visualización ha sido utilizada en hospitales como una forma de terapia complementaria para ayudar a pacientes a manejar el dolor y acelerar su proceso de recuperación. Es como si el cuerpo, al recibir imágenes positivas y frases de aliento, recordara su capacidad innata de regeneración.

A medida que se profundiza en las prácticas de autocuración, se descubre un aspecto que va más allá del alivio de los síntomas: el fortalecimiento de la conexión con uno mismo. Muchas veces, la enfermedad y el malestar físico son señales de una desconexión interna, de un olvido de nuestras propias necesidades y de la desconexión con nuestras emociones. Al sentarse en silencio, al respirar y escuchar lo que el cuerpo tiene que decir, uno comienza a reconectar con esa sabiduría interior, esa voz que nos guía hacia lo que verdaderamente nos nutre y nos hace sentir en paz.

El camino de la autocuración es, en esencia, un regreso a casa. Un proceso en el que nos permitimos soltar el peso de las expectativas y los ritmos impuestos desde fuera, para escuchar nuestro propio latido, nuestra propia respiración. Es un acto de rebeldía frente a la idea de que solo otros pueden sanarnos, de que la curación siempre viene de fuera. Al tomar las riendas de nuestro propio proceso de sanación, descubrimos que somos más fuertes y sabios de lo que creíamos.

Y aunque cada persona recorre este camino a su propio ritmo, la experiencia compartida es la de un reencuentro con el poder que siempre ha estado dentro. Un poder que no depende de técnicas complicadas ni de fórmulas mágicas, sino de la disposición de abrir el corazón y la mente a la posibilidad de que, en lo profundo, cada uno de nosotros tiene la capacidad de sanar. La meditación, la visualización y las afirmaciones son solo las puertas que nos permiten entrar en ese espacio sagrado, un lugar donde la sanación se convierte en un acto de amor hacia uno mismo.

El arte de la autocuración se despliega en muchas formas, como ramas de un árbol que buscan la luz del sol desde diferentes ángulos. A medida que se profundiza en este camino, emergen técnicas de meditación más avanzadas, herramientas que nos permiten adentrarnos en las profundidades de nuestra conciencia y explorar los rincones más ocultos de nuestro ser. Estas prácticas no solo apuntan a la relajación y el alivio del estrés, sino que también son puertas hacia una comprensión más profunda de la mente y el cuerpo, hacia la conexión con la energía sutil que nos nutre desde dentro.

Una de estas técnicas es la meditación de mindfulness, una práctica que ha ganado popularidad en todo el mundo, pero cuyas raíces se hunden en la antigua tradición budista. Mindfulness significa estar presente, vivir plenamente en cada momento, sin dejarse arrastrar por las preocupaciones del pasado ni por la ansiedad del futuro. Es una invitación a observar la mente como un cielo que permite el paso de nubes, de pensamientos, sin apegarse a ninguno de ellos. En la autocuración, mindfulness nos ayuda a escuchar el cuerpo sin juicio, a percibir el dolor o la tensión como lo que son: mensajes que nos guían hacia lo que necesita nuestra atención y cuidado.

Al adoptar esta actitud de observación atenta, se aprende a convivir con el malestar sin alimentarlo, y a la vez, se abre un espacio de calma que favorece los procesos naturales de regeneración del cuerpo. Se ha demostrado que la práctica regular de mindfulness reduce los niveles de ansiedad y depresión, al tiempo que mejora la respuesta inmunológica del organismo. Es como si al prestar atención a cada respiración, a cada sensación, se le diera permiso al cuerpo para que encuentre su propio ritmo de sanación.

Otra herramienta poderosa en este camino es la meditación de sanación energética. Esta técnica nos invita a imaginar la energía fluyendo por cada parte del cuerpo, como un río de luz que limpia y purifica cada célula. Se visualiza una luz cálida descendiendo desde la coronilla, recorriendo lentamente la columna vertebral, y expandiéndose hacia cada extremidad, llenando de vitalidad cada rincón del ser. A través de esta meditación, el cuerpo recibe un mensaje de renovación, y la mente aprende a soltar las resistencias que a menudo impiden que la energía fluya de manera natural.

Esta práctica se vuelve especialmente útil para quienes sufren de dolencias crónicas. Al imaginar la luz sanadora envolviendo una articulación dolorida, un músculo tenso o un órgano que necesita apoyo, no solo se alivia el malestar físico, sino que también se cultiva una actitud de cuidado y compasión hacia uno mismo. La ciencia ha empezado a explorar los beneficios de estas visualizaciones, sugiriendo que la mente, al imaginar la curación, puede desencadenar respuestas fisiológicas que favorecen la recuperación.

Las técnicas de respiración son otro pilar fundamental de la autocuración, especialmente en el manejo del estrés y la ansiedad. Entre estas, la respiración de coherencia cardíaca ha mostrado ser una de las más efectivas para restablecer la calma y armonizar la mente y el corazón. Esta técnica consiste en inhalar durante cinco segundos y exhalar durante otros cinco, manteniendo un ritmo constante. Este tipo de respiración ayuda a sincronizar los latidos del corazón con la respiración, lo que induce un estado de serenidad que reduce los niveles de cortisol y equilibra el sistema nervioso autónomo.

Cuando se combina la respiración con la visualización, se crea un efecto aún más profundo. Una técnica común consiste en imaginar que, con cada inhalación, se absorbe una energía luminosa y sanadora, y que, con cada exhalación, se libera la tensión, el dolor y las emociones atrapadas. Esta práctica es especialmente efectiva al final del día, cuando el cuerpo necesita soltar la carga emocional acumulada, preparándose para un descanso reparador. Al hacerlo, uno aprende a transformar la respiración en una herramienta de sanación consciente, una forma de recordar que cada inhalación es una oportunidad para renovar la energía, y cada exhalación, una invitación a soltar lo que ya no nos sirve.

Pero la autocuración no se limita a la mente y la energía. El cuerpo, como un templo, también necesita ser cuidado a través de la alimentación y el movimiento. Las prácticas de yoga, especialmente aquellas orientadas a la sanación, como el hatha yoga o el restorative yoga, nos permiten trabajar la energía vital desde el cuerpo físico, estirando y fortaleciendo los músculos, al tiempo que se liberan bloqueos energéticos. A través de posturas suaves y mantenidas, el cuerpo encuentra un espacio de relajación profunda, donde la mente se calma y el Prana fluye de manera libre.

Para quienes buscan un enfoque más dinámico, la meditación en movimiento puede ser una revelación. Prácticas como el Qi Gong o el Tai Chi combinan movimientos lentos con una respiración controlada, invitando a la mente a fundirse con el ritmo del cuerpo. Es una danza con la propia energía, una forma de conectar con la naturaleza interna mientras se respira al compás del viento y el latido de la tierra. A través de estos movimientos, se aprende a sentir la energía vital fluyendo por los meridianos, y se restaura el equilibrio que muchas veces se pierde en la agitación de la vida cotidiana.

El impacto de estas prácticas en la salud mental y física es profundo. Aquellos que integran la autocuración en su vida diaria descubren que no solo mejoran su calidad de sueño, sino que también desarrollan una mayor capacidad para enfrentar los desafíos del día a día con serenidad. La ansiedad, que antes se manifestaba como un torbellino de pensamientos, se disuelve en la respiración. El estrés, que tensaba los hombros y el cuello, encuentra alivio en una visualización de luz cálida.

El camino de la autocuración es un testimonio de la capacidad del ser humano para reconectar con su esencia, para descubrir en su interior un manantial de energía y serenidad. No se trata de evitar el dolor o de buscar una perfección inalcanzable, sino de aprender a acompañarse a uno mismo con amor, de recordar que, en lo profundo, cada uno de nosotros tiene la capacidad de ser su propio sanador.

Este proceso de sanación, que comienza con un simple acto de presencia, se convierte en un faro que nos guía incluso en los momentos más oscuros. Y aunque el camino sea a veces difícil, cada paso hacia la autocuración nos recuerda que la verdadera fortaleza no reside en la ausencia de dificultad, sino en la capacidad de encontrar la calma en medio de la tormenta, de escuchar el susurro de la energía vital que, a pesar de todo, sigue fluyendo en nosotros.

Capítulo 4
Introducción al Reiki

El Reiki, un arte de sanación que nació en Japón a principios del siglo XX, nos invita a explorar la conexión con una energía universal que fluye a través de todos los seres vivos. Esta técnica de imposición de manos, descubierta y desarrollada por Mikao Usui, se basa en la premisa de que existe una energía que permea el universo, una fuerza vital que puede ser canalizada para restaurar la armonía del cuerpo y la mente. En un mundo que a menudo parece fragmentado, el Reiki nos ofrece una forma de reconectar con esa fuente de vida que nos une a todos.

Los principios del Reiki son simples, pero contienen una profundidad que puede transformar la forma en que nos relacionamos con nosotros mismos y con el mundo. Mikao Usui dejó como legado cinco principios fundamentales que actúan como guías para la práctica y la vida diaria de quienes se adentran en este camino:

Solo por hoy, no te enojes.
Solo por hoy, no te preocupes.
Agradece tus bendiciones.
Trabaja diligentemente.
Sé amable con los demás.

Estos principios nos recuerdan la importancia de vivir en el presente, de soltar las cargas emocionales que arrastramos y de cultivar una actitud de gratitud y compasión. Aunque parecen consejos simples, al aplicarlos en la vida cotidiana, nos damos cuenta de que el Reiki va más allá de la técnica de sanación con las manos: es una filosofía de vida que busca alinear nuestra energía con el flujo natural del universo.

En la práctica, el Reiki se manifiesta a través de la imposición de manos. Los practicantes colocan sus manos suavemente sobre diferentes partes del cuerpo del receptor, permitiendo que la energía fluya de manera natural hacia donde más se necesita. No es la persona quien dirige la energía, sino la propia fuerza vital que sabe instintivamente cómo equilibrar y sanar. El practicante actúa como un canal, un puente entre la energía universal y el cuerpo del receptor, permitiendo que el flujo de energía disuelva bloqueos y restaure el equilibrio perdido.

El proceso de aprender a canalizar Reiki comienza con una serie de iniciaciones o sintonizaciones realizadas por un maestro. En estas ceremonias, el maestro abre los canales energéticos del alumno, permitiéndole acceder a la frecuencia del Reiki. A partir de este momento, el practicante puede utilizar la energía para la autosanación o para ayudar a otros, siempre con la intención de ofrecer alivio y armonía.

Una de las enseñanzas más importantes del Reiki es que todos los seres humanos tienen la capacidad de conectar con esta energía universal, de ser un vehículo para la sanación. No se necesita un talento especial, solo la voluntad de abrirse a la experiencia y de permitir que la energía fluya sin resistencia. Esta accesibilidad hace del Reiki una herramienta poderosa para el autocuidado, especialmente en momentos de estrés, dolor emocional o enfermedad.

En el ámbito de la autoterapia, el Reiki puede aplicarse a uno mismo como un acto de autocuidado y meditación. El practicante simplemente coloca las manos sobre su propio cuerpo, comenzando desde la cabeza y moviéndose lentamente hacia los pies, mientras respira profundamente y permite que la energía fluya. En estos momentos de quietud, el Reiki se convierte en un bálsamo que calma la mente, alivia tensiones y revitaliza el cuerpo. Es como si la propia energía interna se reorganizara, encontrando su equilibrio natural.

Para aquellos que buscan utilizar el Reiki con otros, la técnica requiere una actitud de profundo respeto y humildad. El sanador no es el responsable de la curación, sino un facilitador que ofrece un espacio de apoyo y amor. Al colocar las manos sobre el receptor, se establece una conexión que trasciende las palabras, una comunicación silenciosa que le dice al otro: "Estoy aquí, te sostengo en este momento, y juntos permitiremos que la energía haga su trabajo".

El Reiki también ha demostrado ser una herramienta valiosa en el manejo de las emociones. Quienes han recibido sesiones de Reiki a menudo reportan sentir una paz profunda, una sensación de ligereza que les ayuda a soltar la ansiedad, la tristeza o el enojo acumulado. Es como si, al recibir la energía, las capas de tensión y preocupación se disolvieran, dejando espacio para que la calma y la claridad mental emerjan.

En este sentido, el Reiki no solo actúa a nivel físico, sino también en el campo emocional y espiritual. Se cree que la energía universal del Reiki puede penetrar en los bloqueos que se han formado por traumas pasados, por pensamientos negativos o por emociones reprimidas, liberándolos y permitiendo que el flujo de energía vuelva a ser natural. Es una forma de recordarnos que, incluso en los momentos de mayor oscuridad, siempre existe una luz interna a la que podemos volver.

En su simplicidad, el Reiki nos invita a recordar que la sanación no siempre requiere de métodos complejos o de conocimientos avanzados. A veces, basta con estar presente, con abrir las manos y el corazón, y permitir que la energía que nos rodea y nos constituye haga lo que mejor sabe hacer: fluir y restaurar el equilibrio.

A medida que uno se adentra en la práctica del Reiki, se descubre que este arte de sanación no es solo una técnica, sino un camino de autoconocimiento y conexión con la vida. A través del Reiki, aprendemos a sentir la energía que nos rodea, a escuchar el pulso de la vida que late en cada ser y a reconocer que, en lo profundo, todos estamos conectados por la misma corriente de energía universal. Y esa conexión, esa red invisible de la que todos formamos parte, es la fuente más poderosa de sanación que existe.

El Reiki, en su profundidad, se revela como una puerta hacia lo sutil, un arte que nos lleva más allá de lo físico, hacia un terreno donde la energía se convierte en el lenguaje principal. A medida que se avanza en la práctica, emergen los símbolos del Reiki, elementos cargados de poder que permiten canalizar la energía con mayor precisión y profundidad. Cada uno de estos símbolos es una llave que abre diferentes aspectos de la sanación, y su uso puede transformar la manera en que la energía fluye durante una sesión.

En el nivel avanzado del Reiki, los símbolos se convierten en herramientas esenciales para potenciar la conexión con la energía universal. El primer símbolo, conocido como Cho Ku Rei, es un símbolo de poder. Su trazo, que representa una espiral, actúa como un interruptor de luz que amplifica el flujo de energía. Se utiliza para concentrar la energía en una zona específica del cuerpo, ofreciendo una dosis adicional de fuerza sanadora. El Cho Ku Rei es un símbolo que protege y fortalece, ideal para aquellos momentos en que se siente una pérdida de vitalidad o se requiere una dosis extra de energía curativa.

El segundo símbolo, Sei He Ki, trabaja en un plano más emocional y mental. Se le considera el símbolo de la armonización y de la limpieza emocional, ayudando a liberar bloqueos que se han acumulado a nivel de la mente y el corazón. Este símbolo es especialmente útil cuando se trabaja con traumas, ansiedad o tristeza, ya que su energía actúa como una suave lluvia que limpia los rincones más oscuros de la psique. Al trazar el Sei He Ki sobre el cuerpo o el aura de una persona, se establece una conexión con la profundidad de su ser, permitiendo que las heridas emocionales comiencen a sanar desde adentro.

El Hon Sha Ze Sho Nen es el símbolo que trasciende las barreras del tiempo y el espacio. Se le conoce como el símbolo de la distancia, pues permite enviar energía a personas, situaciones o lugares, sin importar cuán lejos se encuentren. Esta herramienta se convierte en un recurso invaluable para terapeutas de Reiki que buscan ayudar a quienes no pueden estar presentes físicamente, ya sea por la distancia o por la imposibilidad de recibir una sesión presencial. Con el Hon Sha Ze Sho Nen, el practicante se sumerge en la dimensión donde el tiempo y el espacio se disuelven, donde la energía llega justo donde es más necesaria, como un viento que viaja sin obstáculos.

El uso de estos símbolos, sin embargo, requiere de una intención pura y clara. La energía del Reiki es, por naturaleza, una energía de amor incondicional, y su poder se manifiesta mejor cuando se utiliza con el deseo sincero de sanar y ayudar. Por eso, antes de cada sesión, es fundamental que el terapeuta prepare su mente y su corazón, vaciando cualquier pensamiento o emoción que pueda interferir con la energía que se va a canalizar. De esta manera, se convierte en un canal limpio, permitiendo que la energía fluya libremente a través de sus manos.

La sensibilidad a las energías también es un aspecto crucial que se desarrolla con la práctica continua. Con el tiempo, el terapeuta de Reiki comienza a percibir las sutilezas de la energía: una sensación de calor en las manos cuando hay un bloqueo, un ligero hormigueo cuando la energía comienza a fluir, o una sensación de frescura cuando se ha liberado una tensión. Estas percepciones no son un fin en sí mismas, sino una guía que ayuda a ajustar la sesión según las necesidades del receptor. Al aprender a leer estos mensajes, el terapeuta se convierte en un intérprete de la energía, adaptando su enfoque para ofrecer la mejor experiencia de sanación posible.

La aplicación de Reiki en otros no se limita a personas. Muchas veces, también se extiende a animales, plantas e incluso a situaciones que necesitan una transformación energética. El Reiki para animales, por ejemplo, ha demostrado ser efectivo para aliviar el estrés de mascotas, especialmente en aquellos que han sufrido traumas o enfermedades crónicas. En estos casos, la energía actúa como un abrazo invisible que calma y reconforta, recordando al animal que está seguro y protegido.

En situaciones de dolor crónico, como la artritis o la fibromialgia, el Reiki puede ofrecer un alivio significativo. Al dirigir la energía hacia las áreas afectadas, los receptores suelen describir una sensación de calor agradable que alivia la tensión y disminuye la percepción del dolor. Aunque el Reiki no reemplaza la medicina tradicional, se convierte en un aliado valioso, ofreciendo un soporte que va más allá del plano físico, abordando también los aspectos emocionales y espirituales del sufrimiento.

El Reiki, además, tiene un impacto profundo en el sueño y el descanso. En casos de insomnio o ansiedad, una sesión de Reiki antes de dormir puede ser la clave para un sueño reparador. Al relajar el sistema nervioso y equilibrar los centros energéticos, el Reiki crea un espacio interno donde la mente puede aquietarse, y el cuerpo, por fin, encontrar la calma necesaria para regenerarse. Aquellos que practican Reiki en sí mismos antes de dormir descubren que la calidad de su sueño mejora, y que la sensación de despertar revitalizados se convierte en una experiencia cotidiana.

A medida que la práctica de Reiki se integra en la vida de un terapeuta, también se abre la posibilidad de crear un entorno de sanación más allá de las sesiones individuales. Espacios como consultorios, habitaciones y hogares pueden ser energizados con Reiki, utilizando símbolos y técnicas de limpieza para mantener un flujo constante de energía positiva. Esta práctica es especialmente útil para terapeutas que reciben a muchos pacientes, ya que ayuda a mantener un ambiente de calma y protección, donde cada persona que entra puede sentir la diferencia en el aire.

El camino del Reiki es un viaje continuo de descubrimiento y conexión. Con cada símbolo, con cada sesión, se desvela un poco más del misterio que nos une a todos a través de la energía universal. Y aunque las manos del terapeuta son las que trazan los símbolos y guían la energía, es la fuerza de la vida, esa que fluye incansable a través de cada ser, la que realmente sana. El Reiki nos recuerda que, más allá de los títulos y las técnicas, la sanación es un acto de amor, un arte de entrega y presencia, donde la verdadera magia radica en abrirse a la experiencia de ser un canal de la energía que une a todos los seres.

Capítulo 5
Cristales y su Energía Curativa

Desde tiempos ancestrales, los cristales han sido venerados por su belleza y su capacidad de transmitir una energía que parece provenir de la misma esencia de la tierra. Estas piedras, formadas a lo largo de milenios bajo la presión y el calor del planeta, guardan en su interior un poder sutil que se alinea con los campos energéticos de nuestro cuerpo. El uso de cristales como herramientas de sanación se ha encontrado en culturas tan diversas como la egipcia, la india y la mesoamericana, cada una de ellas reconociendo la capacidad de estas gemas para armonizar el flujo de la energía vital.

Los cristales actúan como amplificadores de energía, capaces de equilibrar los chakras y restaurar el flujo del Prana o Qi en nuestro ser. Cada cristal, con su color, forma y composición, resuena con una frecuencia específica que puede influir en diferentes aspectos de nuestra salud física y emocional. Por ejemplo, el cuarzo transparente, conocido como el "cristal maestro", se utiliza para amplificar la energía y la intención, haciendo que las prácticas de meditación y sanación sean más profundas y potentes.

La amatista, con su tono violeta, es apreciada por su capacidad de calmar la mente y promover estados de meditación profunda. Se dice que esta piedra está conectada con el chakra del tercer ojo y la coronilla, ayudando a quienes buscan claridad mental y una conexión más fuerte con su intuición. En situaciones de estrés o insomnio, colocar una amatista bajo la almohada puede facilitar un sueño más reparador, creando un entorno de paz que permite al cuerpo y la mente relajarse.

La turmalina negra, por otro lado, es una piedra de protección. En la sanación energética, se utiliza para disipar las energías negativas y crear un escudo que protege al campo áurico de las influencias externas. Al colocarla en la entrada de un hogar o en un lugar de trabajo, la turmalina negra actúa como un guardián silencioso, transformando la densidad emocional en una vibración más ligera y positiva. Esto la convierte en una aliada poderosa para quienes se sienten especialmente sensibles a las emociones de los demás o en espacios cargados de tensión.

La elección de un cristal para la sanación no es un acto al azar. En la práctica holística, se cree que los cristales eligen a la persona tanto como la persona elige al cristal. Al visitar una tienda de minerales, es común que se recomiende tomar cada piedra en la mano y sentir su energía, permitiendo que la intuición guíe la elección. Este proceso es un diálogo silencioso entre el ser interior y la energía del cristal, un reconocimiento mutuo de que ambos pueden beneficiarse de la conexión.

Una vez que se ha elegido un cristal, es fundamental limpiarlo y programarlo antes de usarlo en la sanación. Los cristales, como esponjas, pueden absorber la energía de su entorno, por lo que se recomienda purificarlos regularmente para mantener su capacidad vibratoria. Existen varias formas de limpieza, como sumergirlos en agua con sal marina, dejarlos bajo la luz del sol o la luna, o ahumarlos con hierbas sagradas como la salvia o el palo santo. Cada método tiene su propia energía y puede ser adaptado según la intuición de quien cuida los cristales.

Programar un cristal es el siguiente paso, y consiste en infundirle una intención específica. Sosteniendo la piedra entre las manos, se cierra los ojos y se visualiza la intención deseada: puede ser sanación, protección, claridad mental o cualquier otro objetivo. Esta intención actúa como una llave que alinea la energía del cristal con las necesidades del momento, convirtiéndolo en un aliado en el proceso de sanación.

El uso de cristales no se limita a la meditación personal; también se integran en terapias energéticas como el Reiki, la sanación con las manos y la meditación guiada. Durante una sesión de Reiki, por ejemplo, el terapeuta puede colocar cristales en los chakras del receptor para potenciar el flujo de energía. Un cuarzo rosa en el chakra del corazón puede suavizar bloqueos emocionales, mientras que un citrino en el plexo solar ayuda a revitalizar la energía personal y a fortalecer la confianza interna.

En la práctica personal, los cristales también pueden ser llevados como amuletos, ya sea en forma de collares, pulseras o simplemente como una piedra en el bolsillo. Al llevar un cristal cerca del cuerpo, su vibración se entrelaza con la nuestra, creando un campo de energía que nos acompaña a lo largo del día. Este acompañamiento sutil puede ser especialmente útil en momentos de desafío emocional o cuando se busca mantener una actitud de calma y equilibrio ante situaciones estresantes.

Los cristales, con su naturaleza paciente y milenaria, nos enseñan a conectar con el ritmo de la tierra y a recordar que la sanación no siempre ocurre de inmediato. Al observar la forma en que una amatista crece lentamente en el interior de una geoda o cómo un cuarzo rosa se pule a través del roce con el agua, aprendemos que la transformación es un proceso que requiere tiempo y cuidado. Nos invitan a tomar una respiración profunda, a soltar las expectativas y a permitir que la energía fluya a su propio ritmo.

A medida que se explora el mundo de los cristales, uno descubre que cada piedra es un microcosmos, un reflejo de las energías que también habitan en nuestro interior. Un cuarzo ahumado puede ayudarnos a soltar viejos patrones, un ágata azul puede traer la serenidad que tanto buscamos, y una esmeralda puede recordarnos la abundancia y la belleza que reside en cada pequeño rincón de la vida.

Los cristales nos conectan con un conocimiento antiguo, un saber que se ha transmitido de generación en generación, como un susurro de la tierra que nos invita a redescubrir la magia en lo cotidiano. Y aunque su uso es sencillo, su poder radica en esa simplicidad, en la posibilidad de volver a lo esencial, de recordar que la energía de la tierra y del cosmos siempre está a nuestra disposición, esperando a que volvamos a ella con la humildad y la gratitud de quienes reconocen el milagro de la vida.

El trabajo con cristales en la sanación va más allá de llevarlos como amuletos o utilizarlos en meditaciones personales; se adentra en el arte de crear campos energéticos a través de técnicas específicas que potencian sus propiedades. Los cristales, con su estructura geométrica y vibración constante, pueden ser dispuestos en patrones y combinaciones que amplifican su poder de curación. Uno de los métodos más conocidos es la creación de grades de cristales, figuras geométricas que sirven para dirigir y enfocar la energía hacia un propósito específico, ya sea la sanación, la protección o la armonización de espacios.

Las grades de cristales se diseñan eligiendo piedras que resuenen con la intención deseada, como la abundancia, la calma o la protección. El cuarzo transparente, que actúa como amplificador, suele ocupar el centro de la disposición, rodeado de otros cristales que complementan la energía central. Imaginemos, por ejemplo, una grade para atraer la paz y la armonía en el hogar: en el centro, un cuarzo rosa, rodeado de amatistas que promuevan la calma, y cuarzos claros que potencien la energía de la intención. Esta estructura se coloca en un lugar tranquilo, y antes de activarla, el practicante se sienta frente a ella, conecta con su respiración y visualiza la energía de cada cristal irradiando desde el centro hacia todos los rincones del espacio.

Una vez activada, la grade actúa como un pequeño vórtice, un campo energético que trabaja de manera constante, emanando las cualidades de los cristales hacia el entorno. Se recomienda revisarla y limpiarla regularmente, ya que, al igual que las piedras individuales, estas disposiciones pueden acumular energías que necesitan ser liberadas para mantener su efectividad. Al limpiar una grade, se honra la intención inicial, asegurando que el flujo de energía siga siendo puro y potente.

Las sesiones de sanación con cristales también pueden adaptarse a las necesidades específicas de cada persona. Por ejemplo, durante una terapia de Reiki, el terapeuta puede colocar piedras sobre los chakras del receptor, de acuerdo con los desequilibrios detectados. Si un paciente se siente desconectado de su seguridad y arraigo, un jaspe rojo puede colocarse sobre el chakra raíz para fortalecer la conexión con la tierra. Si, por el contrario, se siente bloqueado en la expresión de sus emociones, una aguamarina puede ubicarse sobre el chakra de la garganta para liberar el flujo de comunicación.

Otra práctica que ha ganado popularidad es el uso de elixires de cristales, una forma de llevar la energía de las piedras a través del agua. Los elixires se preparan colocando un cristal limpio y energizado en un vaso de agua pura, permitiendo que las vibraciones de la piedra se transfieran al líquido. Después de algunas horas, el agua se carga con las propiedades del cristal, y puede ser bebida o aplicada de manera tópica para aprovechar sus cualidades curativas. Es importante, sin embargo, conocer qué cristales son seguros para el contacto directo con el agua, ya que algunas piedras pueden liberar compuestos tóxicos o dañarse al sumergirse.

En sesiones terapéuticas, los cristales pueden trabajar en conjunto con otras técnicas holísticas, como la meditación guiada y el Reiki, para potenciar los resultados. Por ejemplo, durante una meditación de sanación guiada, un terapeuta puede invitar al paciente a sostener un cuarzo ahumado en la mano mientras visualiza la liberación de viejos patrones y emociones atrapadas. La vibración del cuarzo ahumado, que facilita la transmutación y la limpieza, actúa como un aliado energético, acompañando al paciente en su proceso de soltar lo que ya no necesita.

En algunos casos, los cristales pueden ser usados para energizar ambientes enteros, como habitaciones de terapia, espacios de meditación o lugares de trabajo. Un citrino, por ejemplo, es ideal para atraer la abundancia y la energía positiva en una oficina, mientras que una selenita colocada en las esquinas de una habitación puede ayudar a mantener el espacio libre de energías densas. Estas piedras, al actuar como guardianes silenciosos, crean un ambiente donde las personas pueden sentirse más abiertas, relajadas y dispuestas a conectar con su propio proceso de sanación.

La integración de cristales en rituales de limpieza energética es otro campo donde su poder se hace evidente. Las combinaciones de cuarzos y amatistas, dispuestas en un círculo alrededor de una vela o en los bordes de un espacio, pueden potenciar la intención de purificación. Este tipo de rituales son especialmente efectivos cuando se realizan al cambiar de estación, en luna llena, o al finalizar un ciclo personal, momentos en los que la energía del entorno y del individuo se encuentra en transición. Al combinar el poder de los cristales con otros elementos naturales, como el fuego de la vela o el humo de una hierba sagrada, se crea una sinergia que ayuda a transformar las energías estancadas en luz y renovación.

La sanación con cristales también se ha aplicado en terapias de apoyo para quienes enfrentan enfermedades crónicas o desafíos emocionales complejos. Aunque no reemplazan los tratamientos convencionales, los cristales pueden actuar como un soporte adicional, ayudando a las personas a sentirse más equilibradas y en paz durante su proceso de sanación. Un ejemplo común es el uso de malaquitas para acompañar procesos de dolor físico, ya que su vibración actúa como un calmante natural que ayuda a aliviar la tensión acumulada en el cuerpo.

Los estudios de caso muestran que, aunque la efectividad de los cristales puede variar de persona a persona, muchos encuentran en ellos una fuente de consuelo y equilibrio. Los terapeutas que trabajan con estas piedras reportan que, al final de una sesión, los pacientes suelen sentir una mayor ligereza y claridad mental, como si un peso invisible se hubiera levantado de sus hombros. Esto refuerza la idea de que, más allá de los mecanismos físicos de acción, los cristales ofrecen un espacio de introspección y autoconexión, donde la sanación se convierte en un diálogo entre la tierra y el espíritu.

En este camino de descubrimiento, cada cristal se convierte en un compañero de viaje, un recordatorio de que la energía de la naturaleza siempre está disponible para ayudarnos a recuperar nuestro equilibrio interno. A través de la presencia silenciosa de un cuarzo, de la serenidad de una amatista o de la protección de una turmalina, nos reconectamos con la fuerza primordial que reside en el corazón de la tierra. Y al hacerlo, redescubrimos que la sanación no es solo una meta, sino un proceso continuo de ajuste y sintonización, como un acorde que busca resonar con la sinfonía del universo.

Capítulo 6
Introducción a la Fitoterapia

La fitoterapia, el arte de utilizar plantas medicinales para sanar y equilibrar el cuerpo, es una práctica tan antigua como la propia humanidad. Desde tiempos inmemoriales, los seres humanos han recurrido a la sabiduría de la naturaleza para encontrar alivio a sus dolencias, observando cómo cada planta ofrece un don particular, una forma de medicina que se alinea con la armonía del mundo natural. La fitoterapia, más que un conjunto de recetas, es una forma de entender la conexión profunda entre el ser humano y el reino vegetal, un lazo que nos recuerda que la tierra misma es una fuente de sanación inagotable.

El poder de las plantas radica en su capacidad para interactuar con nuestro cuerpo de manera sutil pero efectiva. A diferencia de muchos medicamentos modernos que buscan una acción rápida y específica, las plantas trabajan en varios niveles, ayudando a fortalecer el sistema inmunológico, a regular el equilibrio hormonal y a restaurar la energía vital de forma gradual. Este enfoque, menos invasivo y más respetuoso con el cuerpo, se alinea perfectamente con la visión holística de la salud, donde la curación es un proceso de cooperación con la naturaleza.

En la fitoterapia, se utiliza una amplia variedad de preparaciones, desde infusiones y decocciones hasta tinturas y ungüentos, cada una adaptada a las características específicas de cada planta. Las infusiones, por ejemplo, son ideales para extraer las propiedades de las hojas y flores, elementos delicados que liberan su poder en contacto con el agua caliente. El té de manzanilla, conocido por su efecto calmante, es un ejemplo clásico de cómo una infusión puede ayudar a relajar la mente y el cuerpo, aliviando problemas digestivos y preparando el terreno para un sueño reparador.

Las decocciones, por otro lado, son más adecuadas para las partes duras de las plantas, como raíces, cortezas y semillas. Este método de preparación implica hervir la planta durante varios minutos, lo que permite extraer los compuestos más densos y concentrados. Un ejemplo de decocción es la raíz de jengibre, que al ser hervida libera sus propiedades antiinflamatorias y digestivas, convirtiéndose en un aliado poderoso contra resfriados, dolores articulares y problemas digestivos.

La fitoterapia no solo busca tratar enfermedades, sino también fortalecer el sistema inmunológico, actuando como una barrera natural contra los desequilibrios que pueden afectar nuestra salud. Plantas como la equinácea y el astrágalo son conocidas por su capacidad de estimular las defensas del cuerpo, ayudándolo a resistir infecciones virales y bacterianas. La equinácea, por ejemplo, se ha utilizado durante siglos en las culturas nativas americanas para tratar infecciones respiratorias y heridas, mientras que el astrágalo, originario de la medicina china, es famoso por su capacidad de tonificar el Qi y revitalizar la energía del cuerpo.

Una de las grandes virtudes de la fitoterapia es su capacidad para actuar de manera adaptógena. Los adaptógenos son plantas que ayudan al cuerpo a adaptarse al estrés, regulando la respuesta del sistema nervioso y equilibrando las funciones endocrinas. La ashwagandha y la rhodiola son dos adaptógenos que han ganado popularidad en Occidente gracias a su capacidad de restaurar el equilibrio interno. La ashwagandha, por ejemplo, es conocida por su capacidad para reducir los niveles de cortisol, la hormona del estrés, promoviendo un estado de calma y mejorando la calidad del sueño. La rhodiola, por su parte, se utiliza para combatir la fatiga mental y física, aumentando la resistencia al esfuerzo y mejorando la concentración.

La fitoterapia también juega un papel importante en la regulación del sistema digestivo, uno de los pilares de la salud integral. Las plantas amargas, como el diente de león y la alcachofa, estimulan la producción de bilis, facilitando la digestión y ayudando al hígado a desintoxicar el organismo. El diente de león, a menudo considerado una simple maleza, es en realidad un tónico para el hígado y los riñones, ayudando a limpiar el cuerpo de toxinas acumuladas y promoviendo un estado general de bienestar.

Pero la fitoterapia no se limita a las preparaciones líquidas. Las tinturas, que se obtienen al macerar plantas frescas o secas en alcohol, permiten concentrar los principios activos de las plantas en una forma más potente y fácil de transportar. Una tintura de valeriana, por ejemplo, puede ser utilizada en pequeñas dosis para calmar la ansiedad y promover un sueño profundo, mientras que una tintura de cúrcuma puede ser un apoyo valioso para reducir la inflamación crónica en el cuerpo.

Aunque las plantas medicinales son en general seguras, es fundamental recordar que cada planta tiene sus propias características y que su uso debe ser adaptado a las necesidades de cada persona. Algunas plantas, como el hipérico (hierba de San Juan), interactúan con ciertos medicamentos, y su uso debe ser cuidadosamente monitorizado por un profesional de la salud. Esto nos recuerda que, aunque la naturaleza es una aliada poderosa, su energía debe ser utilizada con respeto y conocimiento.

La fitoterapia nos invita a redescubrir una forma de sanación que se basa en la observación de la naturaleza, en el ritmo de las estaciones y en la sabiduría de nuestros antepasados. Es un camino que nos devuelve a la tierra, que nos conecta con el ciclo de la vida y nos recuerda que en cada planta hay un universo de posibilidades de sanación. Al preparar un té de manzanilla, al oler el aroma de la lavanda recién cortada, o al observar cómo una planta de menta crece en nuestro jardín, nos reconectamos con ese lazo invisible que nos une a la tierra y a la energía que nutre toda vida.

Cada planta es un maestro, una lección de paciencia, de adaptación, de resiliencia. Y en su presencia silenciosa, nos muestran que la verdadera sanación es un proceso de equilibrio, de escuchar lo que el cuerpo y la mente necesitan en cada momento, y de confiar en que la naturaleza siempre tiene algo que ofrecer para nuestro bienestar. La fitoterapia, con su enfoque integrador, nos recuerda que la salud no es solo una cuestión de ausencia de enfermedad, sino una forma de vivir en armonía con la vida, de celebrar cada día el regalo de estar vivos, rodeados de la generosidad de la tierra.

La práctica de la fitoterapia se adentra en un mundo de precisión y sensibilidad, donde cada planta ofrece un aspecto único de la naturaleza para la sanación. A medida que se profundiza en esta disciplina, se descubre que la forma de preparar y combinar las hierbas es tan importante como la planta misma. Desde la elaboración de infusiones y decocciones hasta la creación de tinturas, ungüentos y compresas, la fitoterapia nos enseña a trabajar con la energía viva de las plantas para diseñar remedios personalizados, adaptados a las necesidades específicas de cada persona.

Una de las formas más accesibles de utilizar las plantas medicinales es a través de los tés e infusiones, un método que extrae de manera delicada las propiedades curativas de las hojas, flores y partes aéreas de las plantas. Sin embargo, hay un arte en la preparación de una infusión que va más allá de simplemente verter agua caliente. La temperatura del agua, el tiempo de reposo y el tipo de recipiente utilizado pueden influir en la potencia del remedio. Las flores más delicadas, como la tila o la lavanda, requieren temperaturas más bajas para preservar sus aceites volátiles, mientras que hierbas como el romero pueden beneficiarse de un reposo más largo, para extraer mejor sus principios activos.

Para aquellas plantas con estructuras más resistentes, como raíces y cortezas, la decocción es el método preferido. La corteza de sauce, por ejemplo, ha sido utilizada durante siglos como un analgésico natural debido a su contenido en salicina, un precursor de la aspirina. Al hervir la corteza durante varios minutos, se libera esta sustancia, ofreciendo un alivio suave y natural para dolores de cabeza y malestares corporales. De manera similar, la raíz de regaliz, conocida por su capacidad para calmar la inflamación de las vías respiratorias, se convierte en un poderoso expectorante cuando se prepara como una decocción.

Las tinturas, por su parte, son un método más concentrado para aprovechar las propiedades de las plantas. La maceración en alcohol extrae compuestos que el agua no puede disolver, creando un extracto que puede ser guardado por largos períodos y utilizado en pequeñas dosis. Una tintura de ginseng, por ejemplo, puede ser un apoyo para aumentar la energía y la vitalidad durante los meses de invierno, cuando el cuerpo tiende a sentirse más cansado. Las tinturas también pueden ser combinadas entre sí, creando fórmulas que aborden varios aspectos de la salud de manera simultánea, como una mezcla de valeriana y pasiflora para el insomnio y la ansiedad.

El uso de compresas de hierbas es otra técnica valiosa en la fitoterapia, especialmente para tratar problemas musculares y de la piel. Las compresas se elaboran al preparar una infusión fuerte de la planta deseada y sumergir un paño limpio en el líquido. Luego, se aplica la compresa sobre la zona afectada, permitiendo que la piel absorba los principios activos de la planta a través del calor húmedo. Esta técnica es ideal para aliviar dolores articulares con una compresa de jengibre, o para tratar la piel inflamada con una compresa de caléndula, conocida por sus propiedades calmantes y cicatrizantes.

La creación de fórmulas personalizadas es uno de los aspectos más enriquecedores de la fitoterapia. Cada persona es única, y el objetivo de un buen terapeuta herbal es diseñar remedios que se adapten a la constitución individual y a las condiciones específicas de cada paciente. En la tradición herbal, se cree que algunas personas tienen una constitución más "caliente" y se benefician de plantas refrescantes como la menta o el diente de león, mientras que otras, con una constitución más "fría", encuentran equilibrio en plantas estimulantes como el jengibre y la canela. Al ajustar las combinaciones de hierbas, el terapeuta puede crear un remedio que equilibre las energías internas y promueva la armonía general.

Por ejemplo, para alguien que sufre de ansiedad con síntomas de tensión muscular, una fórmula que combine la relajación de la lavanda con el efecto calmante de la melisa y la capacidad antiinflamatoria del jengibre puede ofrecer un alivio integral. Mientras la lavanda calma la mente, la melisa ayuda a relajar el sistema nervioso, y el jengibre promueve la circulación, liberando la tensión acumulada. Esta personalización es la esencia de la fitoterapia, donde la naturaleza y la intuición del terapeuta trabajan juntas para crear un tratamiento único.

La fitoterapia también tiene un lugar importante en el tratamiento de condiciones comunes como el insomnio, la indigestión y la ansiedad. Una infusión de valeriana, por ejemplo, es conocida por su capacidad para inducir el sueño en personas que padecen de insomnio, mientras que la manzanilla y el hinojo pueden ser aliados suaves pero efectivos para calmar el sistema digestivo después de una comida pesada. En casos de estrés crónico, las fórmulas que combinan adaptógenos como la ashwagandha y hierbas relajantes como la pasiflora ayudan a equilibrar la respuesta del cuerpo al estrés, promoviendo un estado de calma y recuperación.

Sin embargo, la práctica de la fitoterapia no está exenta de desafíos. Es importante ser consciente de que no todas las plantas son adecuadas para todas las personas, y que la dosificación es clave para evitar efectos indeseados. El hipérico, por ejemplo, es un excelente antidepresivo natural, pero puede interactuar con varios medicamentos, disminuyendo su eficacia. Por eso, antes de iniciar cualquier tratamiento con hierbas, es fundamental consultar a un profesional de la salud que pueda guiar el uso de las plantas de manera segura y efectiva.

Los casos prácticos nos muestran cómo la fitoterapia puede integrarse en la vida cotidiana de manera sencilla pero transformadora. Personas que han sufrido de migrañas recurrentes han encontrado alivio con infusiones de matricaria, una planta que ayuda a relajar los vasos sanguíneos del cerebro. Otros, enfrentando problemas de piel como el acné, han descubierto que el uso tópico de una decocción de bardana, aplicada como tónico, ayuda a limpiar las impurezas y a restaurar el equilibrio de la piel. Estos ejemplos muestran que las plantas, con su energía milenaria, tienen el poder de apoyar procesos de sanación profundos y duraderos.

La fitoterapia nos invita a recuperar un conocimiento que, aunque a veces olvidado, siempre ha estado presente. Nos enseña a observar la naturaleza con ojos nuevos, a reconocer que cada hierba, cada flor y cada raíz guarda en su interior un potencial de sanación. Y al trabajar con las plantas, no solo encontramos remedios para nuestras dolencias, sino que también nos reconectamos con el ritmo natural de la vida, aprendiendo a escuchar lo que nuestro cuerpo realmente necesita. A través de esta práctica, nos damos cuenta de que la tierra siempre ha tenido un lenguaje propio, uno que habla de cuidado, de equilibrio y de la infinita capacidad de la naturaleza para restaurar la armonía perdida.

Capítulo 7
Fundamentos de la Homeopatía

La homeopatía, con sus más de dos siglos de historia, se ha mantenido como una de las terapias alternativas más debatidas y, al mismo tiempo, profundamente apreciadas por quienes buscan una aproximación más natural y personalizada a la salud. Esta disciplina se fundamenta en el principio de similia similibus curantur, que significa "lo semejante cura lo semejante". Esto sugiere que una sustancia que produce ciertos síntomas en una persona sana puede, en dosis extremadamente diluidas, curar esos mismos síntomas en alguien que está enfermo. Esta idea, desarrollada por el médico alemán Samuel Hahnemann a finales del siglo XVIII, invita a ver la enfermedad desde una perspectiva completamente distinta a la de la medicina convencional.

La filosofía homeopática se basa en la creencia de que cada persona es única y, por lo tanto, cada tratamiento debe ser adaptado a las características individuales del paciente. En lugar de centrarse únicamente en los síntomas físicos, la homeopatía considera el conjunto del ser: cuerpo, mente y emociones. De esta manera, un tratamiento homeopático busca restablecer el equilibrio de la fuerza vital que, de acuerdo con Hahnemann, es el principio energético que mantiene la armonía en el organismo. Cuando esta fuerza vital se desequilibra, surgen las enfermedades, y el objetivo de los remedios homeopáticos es restaurar esa armonía.

La preparación de los remedios homeopáticos es un proceso meticuloso que involucra la dilución y la dinamización de sustancias provenientes de fuentes naturales, como plantas, minerales y animales. En este proceso, la sustancia original se diluye repetidamente en una base de agua y alcohol, y cada dilución se agita vigorosamente, en un proceso conocido como sucusión. A medida que el remedio se diluye, se cree que su poder curativo se potencia, a pesar de que las moléculas de la sustancia original ya no estén presentes de manera tangible. Este concepto, conocido como "memoria del agua", sugiere que el agua retiene la vibración energética de la sustancia, convirtiéndose en un vehículo de sanación.

Uno de los aspectos más intrigantes de la homeopatía es el uso de diluciones altas, como las potencias 30CH o 200CH, donde la sustancia original ha sido diluida tantas veces que no queda una sola molécula en la solución. Sin embargo, para los homeópatas, el poder del remedio no reside en la presencia física de la sustancia, sino en la energía que ha sido transferida a través del proceso de dinamización. Esta energía es la que interactúa con la fuerza vital del paciente, promoviendo un proceso de autocuración desde un nivel sutil.

La selección del remedio adecuado es un proceso profundamente personal y requiere de una observación detallada de los síntomas del paciente, tanto físicos como emocionales. El homeópata, durante la consulta, busca entender no solo la naturaleza de la enfermedad, sino también cómo el paciente reacciona a ella, qué factores agravan o mejoran sus síntomas, y cuál es su estado emocional y mental. Este enfoque holístico permite al terapeuta identificar el remedio que más se asemeje al "patrón" de la persona, conocido como remedio constitucional.

Por ejemplo, una persona que presenta síntomas de resfriado con estornudos frecuentes, ojos llorosos y sensibilidad al frío podría beneficiarse de Allium cepa, un remedio preparado a partir de la cebolla, cuyas propiedades causan síntomas similares al cortar una cebolla. Si la misma persona, además, describe una gran irritabilidad y un deseo de estar sola durante su enfermedad, el homeópata tomará en cuenta estas características para afinar aún más la selección del remedio.

El enfoque de la homeopatía es especialmente útil en el tratamiento de enfermedades crónicas y afecciones que no responden bien a los tratamientos convencionales, como alergias, problemas de la piel, migrañas y trastornos digestivos. En lugar de suprimir los síntomas, la homeopatía busca movilizar la energía vital del cuerpo, ayudando a que el organismo recupere su capacidad natural de autocuración. Esto puede resultar en un proceso de sanación que, aunque más lento, es profundamente transformador, ya que aborda la raíz de los desequilibrios y no solo las manifestaciones superficiales de la enfermedad.

Uno de los grandes debates en torno a la homeopatía es la falta de evidencia científica según los estándares de la medicina moderna. Al tratarse de un enfoque que trabaja en el plano energético, sus mecanismos de acción son difíciles de medir a través de métodos convencionales. Sin embargo, la experiencia de millones de pacientes y practicantes alrededor del mundo habla de sus beneficios, especialmente en aquellos casos donde la medicina convencional no ha logrado resultados satisfactorios. Esto ha llevado a que la homeopatía siga siendo una opción buscada por quienes valoran un enfoque más natural y personalizado.

En la práctica diaria, los remedios homeopáticos se presentan en forma de pequeñas bolitas de lactosa, conocidas como glóbulos, o como gotas en tinturas alcohólicas. La dosificación varía según el caso y la potencia del remedio, y suele administrarse con una frecuencia que disminuye a medida que el paciente experimenta mejoría. A menudo, el homeópata guía al paciente para que esté atento a las señales de su cuerpo, indicando cuándo reducir la frecuencia de las tomas o cuándo cambiar de remedio.

La homeopatía, con su enfoque de "lo similar cura lo similar", nos invita a reconsiderar nuestras ideas sobre la enfermedad y la sanación. Nos recuerda que la salud no es solo la ausencia de síntomas, sino un estado de equilibrio y bienestar que incluye nuestra mente y emociones. A través de sus remedios, la homeopatía nos muestra que incluso las sustancias que en su forma cruda podrían enfermar, al ser transformadas y diluidas, pueden convertirse en la llave para restaurar la armonía perdida.

En este sentido, la homeopatía no es solo una técnica de sanación, sino una forma de ver la vida y el universo, donde cada ser, por pequeño que sea, tiene un papel fundamental en el equilibrio de la totalidad.

Adentrarse en el mundo de la homeopatía es explorar un universo de remedios que, en su delicada preparación, esconden un potencial sanador profundo. A medida que se avanza en la comprensión de esta disciplina, se descubren las diferentes potencias y la forma de seleccionar la más adecuada para cada caso. Las potencias homeopáticas son una de las características más distintivas de esta terapia, y comprender su uso es fundamental para cualquier terapeuta que desee integrar la homeopatía en un plan de tratamiento holístico.

Las potencias homeopáticas se expresan en una escala que va desde las diluciones bajas, como 6CH o 12CH, hasta las más altas, como 200CH o LM. La elección de la potencia adecuada depende de varios factores, como la naturaleza de los síntomas, la sensibilidad del paciente y la profundidad del desequilibrio que se desea tratar. Las potencias bajas suelen actuar de manera más física, siendo útiles para tratar síntomas agudos y localizados, como un dolor de garganta o una inflamación. Por otro lado, las potencias más altas se utilizan para desequilibrios más emocionales o crónicos, donde se busca una acción más sutil y profunda sobre el sistema energético de la persona.

La elección de la potencia no es solo una cuestión técnica, sino que también involucra un profundo conocimiento del paciente y su contexto. Un homeópata experimentado sabe que cada persona reacciona de manera diferente a las diluciones, y que es necesario ajustar la dosis de acuerdo con la respuesta del organismo. En algunos casos, una potencia demasiado alta puede provocar una agravación homeopática, una intensificación temporal de los síntomas que, aunque esperable, debe ser monitoreada con cuidado. Este fenómeno se considera una señal de que el organismo está respondiendo al estímulo del remedio, y suele ser seguido de una mejoría general.

La relación entre las potencias homeopáticas y el proceso de curación puede compararse con la afinación de un instrumento musical. Un remedio en la potencia correcta resuena con la frecuencia de la enfermedad del paciente, actuando como una vibración que devuelve al cuerpo a su estado de armonía. En este sentido, la homeopatía nos recuerda que la enfermedad no es solo un fenómeno físico, sino también una desarmonía en los niveles más sutiles de la existencia. La intención del terapeuta, la escucha atenta y la capacidad de observar con detalle son esenciales para afinar el tratamiento y garantizar que la energía del remedio se alinee con las necesidades del paciente.

Para integrar la homeopatía en un plan de tratamiento holístico, es fundamental considerar al paciente en su totalidad. Esto significa que un remedio homeopático no actúa de forma aislada, sino que puede complementarse con otras prácticas de sanación, como la meditación, la fitoterapia y el Reiki. Por ejemplo, en el caso de una persona que sufre de ansiedad crónica, un remedio como Arsenicum album, que se utiliza para aquellos que sienten una constante inquietud y miedo a la inseguridad, puede ser complementado con prácticas de respiración profunda y el uso de aceites esenciales como la lavanda para potenciar la sensación de calma. Este enfoque integrativo permite abordar la raíz emocional de la ansiedad, al tiempo que se apoya el bienestar físico.

La homeopatía, con su enfoque de personalización, se adapta bien a quienes buscan una forma de tratamiento que respete su individualidad y que no se limite a suprimir síntomas. En casos de enfermedades crónicas, como la artritis o las alergias estacionales, los remedios homeopáticos pueden ofrecer un alivio sostenido, ayudando al cuerpo a encontrar un nuevo equilibrio. En lugar de bloquear la respuesta natural del organismo, como ocurre con algunos medicamentos convencionales, la homeopatía trabaja para reeducar al cuerpo, enseñándole a responder de manera más equilibrada ante los estímulos que antes provocaban desajustes.

La clave para un tratamiento homeopático exitoso es la observación cuidadosa de los cambios que experimenta el paciente. Los terapeutas deben estar atentos a las mejoras en los síntomas principales, así como a cambios en el estado emocional, la calidad del sueño y el nivel general de energía. Un signo positivo de que el remedio está funcionando es cuando los síntomas más superficiales, como una erupción cutánea o un dolor leve, se alivian antes de que los síntomas más profundos, como la ansiedad o la fatiga crónica, comiencen a mejorar. Esta progresión refleja un movimiento de la energía vital que va de lo exterior a lo interior, siguiendo el camino natural de la sanación.

La integración de la homeopatía con la medicina convencional es otro aspecto importante a considerar. Si bien algunos médicos alopáticos se muestran escépticos ante la efectividad de la homeopatía, cada vez más profesionales reconocen su valor como terapia complementaria. En especial en casos donde la medicina convencional ofrece pocas soluciones, como enfermedades autoinmunes o problemas digestivos crónicos, la homeopatía puede ser un recurso valioso que potencia los efectos de otros tratamientos, al tiempo que minimiza los efectos secundarios.

En este contexto, es esencial que el terapeuta homeopático y el médico del paciente trabajen juntos, compartiendo información y asegurando que los tratamientos no interfieran entre sí. Esta colaboración puede ser especialmente importante en casos complejos, como el tratamiento de trastornos del sueño o problemas hormonales, donde un enfoque integrado que incluya ajustes en la dieta, la fitoterapia y la homeopatía puede marcar una gran diferencia en el proceso de recuperación.

Los casos de pacientes que han experimentado la homeopatía de manera positiva ofrecen una visión fascinante de cómo esta terapia puede transformar la relación de una persona con su salud. Desde quienes han encontrado alivio para problemas respiratorios persistentes con Pulsatilla, hasta aquellos que han visto una mejora en su bienestar emocional gracias a Ignatia para el duelo o el estrés emocional, cada experiencia refleja la diversidad y la adaptabilidad de los remedios homeopáticos.

La homeopatía nos enseña que la curación no es una lucha contra la enfermedad, sino un proceso de restauración del equilibrio perdido. En este sentido, el papel del terapeuta no es solo el de prescribir remedios, sino el de guiar a sus pacientes en un viaje hacia la autocomprensión y el autoconocimiento. Al comprender las emociones, las reacciones y las historias que se encuentran detrás de cada síntoma, la homeopatía se convierte en un camino de sanación profunda, donde el cuerpo, la mente y el espíritu trabajan juntos para recuperar la armonía que les es propia.

En un mundo donde muchas veces se busca una solución rápida para el malestar, la homeopatía nos invita a detenernos, a escuchar y a confiar en la sabiduría del cuerpo. Nos recuerda que, aunque la naturaleza de la energía vital pueda ser difícil de medir, su presencia se siente en cada respiración, en cada latido y en cada proceso de sanación que emerge de nuestro ser más profundo. Y en esa conexión con lo esencial, con lo invisible pero real, encontramos la esencia misma de la homeopatía: una llamada a recordar que, en lo más profundo de nosotros mismos, somos seres diseñados para vivir en equilibrio.

Capítulo 8
Terapias Manuales

El poder del toque ha sido reconocido como una forma de sanación desde tiempos antiguos. En muchas culturas, desde la medicina tradicional china hasta las prácticas indígenas de América y África, las manos han sido consideradas como canales que transmiten la energía vital del sanador hacia el receptor, restaurando el flujo natural del cuerpo y promoviendo el bienestar. Las terapias manuales, como la acupresión, la reflexología y la masoterapia, se basan en este principio fundamental, explorando cómo el contacto físico puede liberar tensiones acumuladas, desbloquear canales de energía y facilitar una conexión más profunda entre cuerpo y mente.

La acupresión, una técnica milenaria de la medicina tradicional china, utiliza la presión aplicada con los dedos o instrumentos en puntos específicos del cuerpo, conocidos como puntos de acupuntura. Estos puntos se encuentran a lo largo de los meridianos, canales por donde fluye el Qi o energía vital. Al presionar sobre un punto de acupresión, se estimula el flujo de energía y se ayuda a liberar bloqueos que pueden estar causando dolor o desequilibrio. A diferencia de la acupuntura, que utiliza agujas, la acupresión es una forma menos invasiva, accesible y segura, lo que la hace adecuada tanto para terapeutas profesionales como para personas que desean aplicar estas técnicas en sí mismas.

Un ejemplo clásico de acupresión es el punto Hegu (IG4), situado en la mano, entre el pulgar y el índice. Este punto es conocido por su capacidad para aliviar dolores de cabeza y tensiones en el cuello y los hombros. Al aplicar una presión firme y constante en este punto, se puede sentir cómo la tensión acumulada comienza a disiparse, facilitando una sensación de alivio y relajación. Otro punto comúnmente utilizado es el Zusanli (E36), ubicado justo debajo de la rodilla, que fortalece el sistema inmunológico y mejora la digestión. La acupresión en este punto es especialmente beneficiosa para quienes sufren de fatiga crónica o problemas digestivos.

La reflexología, por su parte, se basa en la idea de que todas las partes del cuerpo están reflejadas en los pies y las manos. Cada zona refleja un órgano o sistema específico, y al masajearlas, se pueden enviar estímulos a esas áreas, ayudando a restaurar su equilibrio natural. A través de la reflexología podal, el terapeuta aplica presión en puntos clave de los pies que corresponden a los órganos internos, desde los pulmones y el corazón hasta los riñones y el hígado. Esta técnica no solo promueve la relajación, sino que también estimula la circulación y ayuda a liberar toxinas acumuladas.

Una sesión de reflexología comienza con un suave masaje que prepara los pies y los relaja antes de trabajar en áreas más específicas. Durante la sesión, el terapeuta puede detectar áreas que se sienten más sensibles o tensas, lo cual puede indicar desequilibrios en el órgano correspondiente. Por ejemplo, una sensación de dolor en la zona que refleja los riñones puede sugerir que el paciente necesita prestar más atención a su hidratación o a la salud de su sistema urinario. De manera similar, la reflexología de las manos puede ser útil para aliviar tensiones relacionadas con el estrés y la ansiedad, especialmente en personas que trabajan mucho tiempo frente a computadoras o realizan actividades manuales intensivas.

La masoterapia, o el arte del masaje terapéutico, es otra de las formas de sanación mediante el toque que ha sido ampliamente reconocida por sus beneficios. A través de diversas técnicas de masaje, como el masaje sueco, el masaje de tejido profundo o el shiatsu, la masoterapia busca relajar los músculos, mejorar la circulación sanguínea y promover un estado de relajación profunda. El masaje sueco, con sus movimientos largos y fluidos, es ideal para relajar el cuerpo y la mente, mientras que el masaje de tejido profundo se enfoca en liberar las tensiones más profundas, trabajando en capas musculares específicas.

El masaje shiatsu, una técnica de origen japonés, combina principios de la acupresión con el masaje, utilizando la presión de los dedos, las palmas y los codos para estimular los meridianos de energía. Esta forma de masoterapia es especialmente útil para equilibrar el sistema nervioso y tratar problemas como la fatiga crónica, el insomnio y los dolores musculares. Una sesión de shiatsu no solo se enfoca en el alivio del dolor físico, sino que también busca restablecer la armonía entre el cuerpo y la mente, promoviendo una sensación de bienestar integral.

En el contexto de la sanación holística, estas terapias manuales se convierten en herramientas poderosas para reconectar con el cuerpo y liberar las tensiones que acumulamos en nuestro día a día. Muchas veces, el estrés, la preocupación y las emociones no expresadas se almacenan en forma de tensión muscular, creando bloqueos energéticos que, a largo plazo, pueden afectar nuestra salud. Las terapias manuales, al trabajar directamente sobre estas tensiones, no solo alivian el dolor físico, sino que también nos permiten liberar cargas emocionales que muchas veces no somos conscientes de estar llevando.

El toque terapéutico, cuando se aplica con intención y presencia, se convierte en un puente entre el terapeuta y el paciente. A través de este contacto, el terapeuta puede percibir sutiles cambios en la energía del paciente, ajustando su técnica según lo que el cuerpo necesite en cada momento. Esta comunicación no verbal crea un espacio de confianza y seguridad, donde el paciente se siente acompañado en su proceso de sanación. Esto es especialmente importante en un mundo donde muchas veces se siente desconexión, y el simple hecho de ser tocado con cuidado y respeto puede tener un efecto profundamente reconfortante.

Además, las terapias manuales pueden ser combinadas con otras prácticas holísticas para potenciar sus efectos. Por ejemplo, una sesión de masaje puede complementarse con el uso de aceites esenciales, como la lavanda para un efecto relajante o el eucalipto para aliviar tensiones respiratorias. De manera similar, la acupresión puede integrarse en una sesión de Reiki, utilizando la imposición de manos y la presión en puntos específicos para equilibrar la energía del paciente de manera más completa.

Las experiencias de quienes han recibido estas terapias nos muestran cómo el poder del toque puede transformar la relación con el propio cuerpo. Personas que han sufrido de migrañas crónicas, después de recibir acupresión y masajes regulares, descubren que la frecuencia e intensidad de sus dolores disminuyen. Otros, con problemas de ansiedad, encuentran en la reflexología una manera de liberar el estrés acumulado, sintiendo cómo la presión en ciertos puntos de los pies alivia su mente agitada.

El poder de estas terapias reside en su sencillez y en la profundidad de su impacto. A través del toque, aprendemos a reconectar con el cuerpo como un aliado, no como un enemigo que necesita ser controlado o silenciado. Y es en este acto de reconexión donde la sanación comienza a florecer, recordándonos que el cuerpo tiene una sabiduría propia, una que solo necesita ser escuchada con la atención y el cuidado que se merece.

El mundo de las terapias manuales se adentra en un universo de técnicas más especializadas, diseñadas para tratar problemas específicos y proporcionar un alivio profundo a dolencias que afectan el bienestar físico y emocional. A medida que el conocimiento del terapeuta crece, también lo hace su capacidad para personalizar el enfoque de cada sesión, adaptando las técnicas a las necesidades particulares del paciente. En este capítulo, exploramos de manera más detallada cómo las terapias manuales avanzadas, como la acupresión específica y la reflexología profunda, pueden ser aplicadas para aliviar el dolor crónico y liberar bloqueos energéticos que, de otra manera, permanecerían anclados en el cuerpo.

Una de las técnicas más efectivas para abordar el dolor muscular persistente es la acupresión dirigida a puntos gatillo.

Los puntos gatillo son áreas de tensión que se desarrollan en los músculos debido al estrés, lesiones o una postura incorrecta mantenida durante mucho tiempo. Estos puntos no solo generan dolor local, sino que también pueden irradiar dolor hacia otras zonas del cuerpo, lo que los convierte en una fuente de malestar persistente. En la terapia de acupresión para puntos gatillo, el terapeuta localiza estos nódulos de tensión y aplica una presión profunda y sostenida con los dedos o el codo, lo que ayuda a desactivar el punto y restaurar la flexibilidad del músculo.

Por ejemplo, un punto gatillo común se encuentra en el músculo trapecio, en la parte superior del hombro, que puede causar dolores de cabeza tensionales y rigidez en el cuello. Al trabajar este punto con acupresión, el terapeuta no solo alivia la tensión localizada, sino que también facilita la liberación de la energía estancada que podría estar contribuyendo a la persistencia del dolor de cabeza. Esta técnica puede ser complementada con estiramientos suaves y una respiración profunda que acompañe la presión, ayudando al paciente a liberar tensiones tanto físicas como emocionales.

La reflexología también ofrece un nivel más profundo de aplicación, que puede adaptarse a condiciones crónicas y específicas. Mientras que la reflexología básica se enfoca en masajear puntos generales de los pies, la reflexología avanzada implica un conocimiento detallado de las zonas reflejas de cada órgano y sistema del cuerpo. En el tratamiento de problemas digestivos, por ejemplo, se pueden trabajar las zonas reflejas del estómago, el hígado y los intestinos, ayudando a mejorar la digestión y a aliviar síntomas como la hinchazón o el estreñimiento. Esto es especialmente útil para pacientes que, por diversos motivos, no pueden recurrir a otros tratamientos más invasivos.

La reflexología de manos, aunque menos conocida, es igualmente potente, especialmente para aliviar tensiones relacionadas con el estrés diario y para trabajar problemas del sistema respiratorio. Presionar y masajear la zona reflejo de los pulmones en la palma de la mano puede ser un gran apoyo para personas que sufren de asma o alergias, ayudando a abrir las vías respiratorias y a calmar la mente. Esta técnica es particularmente adecuada para sesiones cortas, permitiendo al terapeuta realizar un tratamiento eficaz incluso en un entorno de oficina o durante un descanso.

Las terapias manuales avanzadas también incluyen técnicas de masaje profundo, que van más allá del alivio superficial de la tensión muscular para trabajar en las capas más profundas del tejido conectivo. El masaje de tejido profundo se enfoca en los músculos que se encuentran debajo de la capa superficial, así como en la fascia, que es la red de tejido conectivo que rodea los músculos y los órganos. Esta forma de masaje es especialmente útil para atletas, personas que trabajan en posiciones físicas exigentes, y aquellos que sufren de lesiones crónicas que no han respondido bien a otros tipos de tratamiento.

Una sesión de masaje de tejido profundo puede ser intensa, ya que el terapeuta utiliza movimientos lentos y presión fuerte para llegar a las capas más profundas. Sin embargo, el resultado suele ser una sensación de alivio duradero, ya que el masaje libera las adherencias en la fascia y permite que los músculos vuelvan a moverse de manera natural. Esta técnica también mejora la circulación sanguínea, lo que ayuda a reducir la inflamación y acelera la recuperación de lesiones.

La combinación de estas técnicas manuales con el uso de aceites esenciales puede potenciar aún más los efectos de la terapia. Aceites como el de menta y el de eucalipto, conocidos por sus propiedades antiinflamatorias, pueden aplicarse durante un masaje para aliviar la tensión muscular y revitalizar la piel. De manera similar, el aceite de árnica es un aliado poderoso para tratar contusiones y aliviar la inflamación después de un masaje profundo. Al utilizar estos aceites, el terapeuta no solo trabaja a nivel físico, sino que también introduce un elemento de aromaterapia que contribuye a la relajación general del paciente.

La aplicación de estas terapias requiere una comprensión profunda de la anatomía y la fisiología del cuerpo humano, así como una sensibilidad desarrollada para identificar las necesidades energéticas del paciente. Un buen terapeuta no se limita a aplicar técnicas de manera mecánica, sino que escucha con sus manos, sintiendo cómo el cuerpo del paciente responde a cada movimiento y ajustando la presión y la dirección según sea necesario. Esto crea una experiencia de sanación personalizada, donde cada sesión se convierte en un diálogo entre el terapeuta y el cuerpo del paciente.

Además, estas técnicas pueden ser enseñadas a los pacientes para su uso en casa, permitiéndoles asumir un papel activo en su propio proceso de sanación. Enseñar a una persona a localizar y masajear sus propios puntos de acupresión, o a aplicar reflexología en sus manos antes de dormir, le brinda herramientas valiosas para gestionar el estrés y el dolor diario. Esto empodera al paciente y le permite mantener los beneficios de la terapia a largo plazo, creando una rutina de autocuidado que complementa las sesiones profesionales.

Estudios de caso muestran que estas técnicas avanzadas de terapias manuales pueden transformar la calidad de vida de personas que han sufrido de dolor crónico durante años. Pacientes que habían perdido la esperanza de encontrar alivio han encontrado en la acupresión y el masaje de tejido profundo una nueva oportunidad para recuperar la movilidad y la vitalidad. Otros, enfrentando desafíos emocionales, han descubierto que el simple acto de recibir un masaje regular les ayuda a reconectar con su cuerpo y a liberar el estrés acumulado.

La clave de estas terapias reside en su capacidad para restaurar el equilibrio natural del cuerpo. Al trabajar directamente sobre los tejidos y los puntos de energía, las terapias manuales desbloquean los caminos por donde la energía vital debe fluir, permitiendo que el cuerpo recupere su ritmo natural de sanación. En este sentido, son una forma de recordar que el cuerpo tiene una capacidad innata para curarse a sí mismo, y que el toque humano, cuando se aplica con conocimiento y compasión, puede ser el catalizador que activa ese proceso.

Capítulo 9
Aromaterapia para Equilibrio Emocional

La aromaterapia nos invita a sumergirnos en el universo de los aromas naturales, donde cada fragancia guarda el potencial de transformar nuestras emociones, calmar la mente y restaurar el equilibrio del cuerpo. A través de la utilización de aceites esenciales, extraídos de plantas, flores, cortezas y resinas, esta práctica se ha consolidado como una herramienta poderosa en la sanación holística. En el ámbito emocional, los aceites esenciales pueden ser una llave que desbloquea memorias, alivia el estrés y nos reconecta con la serenidad interior que muchas veces olvidamos en la vorágine de la vida cotidiana.

El principio fundamental de la aromaterapia se basa en la acción de las moléculas aromáticas que, al ser inhaladas, interactúan con el sistema límbico, la parte del cerebro que gestiona las emociones y la memoria. Esto permite que, a través de un simple aroma, se puedan desencadenar sensaciones de calma, alegría o revitalización. Los aceites esenciales, al penetrar en el organismo por medio de la inhalación o el contacto con la piel, actúan de forma rápida, influyendo en la mente y el cuerpo de manera integral.

Entre los aceites esenciales más conocidos por sus propiedades calmantes está el aceite de lavanda. Este aceite, con su fragancia suave y floral, ha sido utilizado durante siglos para inducir el sueño y reducir la ansiedad. La lavanda es un aliado esencial en situaciones de estrés, ya que su aroma ayuda a relajar el sistema nervioso, disminuyendo la producción de cortisol, la hormona del estrés. Una forma sencilla de aprovechar sus beneficios es añadiendo unas gotas de aceite de lavanda a un difusor antes de dormir, creando un ambiente propicio para un descanso profundo y reparador.

El aceite de bergamota, con su aroma cítrico y ligeramente dulce, es otro de los aceites esenciales que destaca por su capacidad de elevar el ánimo y aliviar la tensión. Originario de Italia, este aceite ha sido utilizado para combatir la tristeza y la melancolía, ya que su aroma actúa como un rayo de sol en un día nublado, aportando una sensación de frescura y ligereza. La bergamota es especialmente útil para quienes enfrentan estados de ánimo bajos o que se sienten abrumados por la ansiedad social. Una gota de este aceite aplicada en las muñecas o en el cuello puede ser una forma rápida de traer claridad y optimismo durante momentos de incertidumbre.

La menta, con su aroma refrescante y penetrante, es un aceite esencial que revitaliza y despierta los sentidos. Es ideal para momentos en que la mente se siente nublada o agotada, ayudando a restaurar la concentración y a despejar la fatiga mental. La menta, al ser inhalada, puede proporcionar un alivio casi instantáneo para los dolores de cabeza tensionales y la sensación de pesadez. Además, es una excelente opción para aquellos que buscan una forma natural de aliviar los síntomas de la congestión nasal, gracias a su capacidad de abrir las vías respiratorias y facilitar la respiración profunda.

El aceite esencial de rosa, por otro lado, es conocido como un poderoso sanador emocional. Su aroma, dulce y profundo, actúa sobre el corazón, ayudando a sanar heridas emocionales y a fomentar la compasión y el amor propio. Es especialmente útil en momentos de duelo o de ruptura emocional, cuando el corazón necesita apoyo para procesar el dolor y encontrar de nuevo la esperanza. Un baño con unas gotas de aceite de rosa puede convertirse en un ritual de autocuidado, donde el agua tibia y el aroma envolvente trabajan juntos para suavizar las emociones y devolver la calma al espíritu.

Para quienes buscan una sensación de arraigo y estabilidad, el aceite esencial de sándalo es una elección ideal. Con su fragancia terrosa y cálida, el sándalo tiene la capacidad de centrar la mente y de conectarnos con nuestra esencia más profunda. Este aceite es especialmente apreciado en la meditación, ya que su aroma favorece la introspección y la conexión espiritual. Al aplicarlo en los puntos de pulso antes de meditar, se crea un espacio interno de paz, facilitando la experiencia de contemplación y el contacto con el presente.

La forma de aplicación de los aceites esenciales es tan variada como sus efectos. Los difusores son una de las herramientas más populares, ya que permiten que el aroma se disperse de manera uniforme por el espacio, creando un ambiente que favorece la relajación o la concentración. Sin embargo, los aceites esenciales también pueden ser aplicados de forma tópica, siempre diluidos en un aceite portador como el aceite de coco, de jojoba o de almendra. Al masajear las sienes con una mezcla de aceite de lavanda y menta, por ejemplo, se puede aliviar un dolor de cabeza leve, mientras que un masaje con aceite de bergamota en el plexo solar puede ayudar a liberar tensiones acumuladas.

Otra forma de utilizar la aromaterapia para el equilibrio emocional es a través de los baños aromáticos. Añadir unas gotas de aceite esencial a un baño caliente no solo permite que el aroma se inhale de manera profunda, sino que también facilita la absorción de sus propiedades a través de la piel. Esto convierte el baño en una experiencia multisensorial, donde el agua caliente, el aroma y la sensación de bienestar se entrelazan para restaurar la energía y calmar la mente. Un baño con aceite de geranio, por ejemplo, puede ser una opción maravillosa para equilibrar las emociones y liberar la tensión acumulada durante el día.

La aromaterapia también se puede integrar en la práctica de la respiración consciente. Al inhalar un aroma específico durante una serie de respiraciones profundas, el aceite esencial actúa como un ancla que conecta la mente con el presente, ayudando a dejar de lado los pensamientos intrusivos y a enfocarse en la sensación del aire entrando y saliendo del cuerpo. Esta técnica es particularmente útil en momentos de ansiedad aguda, cuando el ritmo de la respiración se altera y el cuerpo necesita una señal para volver a la calma.

Los efectos de la aromaterapia pueden ser inmediatos, pero también se potencian con el uso continuo, creando un hábito de cuidado emocional que se convierte en un refugio en medio del caos cotidiano. La elección del aceite esencial adecuado depende de las necesidades y preferencias de cada persona, y el proceso de encontrar el aroma perfecto puede ser una experiencia de autodescubrimiento. Al explorar diferentes fragancias y observar cómo cada una afecta el estado de ánimo, se abre un camino hacia el conocimiento de uno mismo y hacia la creación de un espacio personal de bienestar.

La aromaterapia, con su enfoque en los sentidos y su capacidad de evocar recuerdos y emociones profundas, nos recuerda que el equilibrio emocional no es algo que se alcance de una vez y para siempre, sino un proceso de sintonización constante. A través de los aromas, aprendemos a escuchar lo que nuestro cuerpo y mente nos piden en cada momento, a reconocer cuándo necesitamos calma y cuándo un toque de energía, cuándo es necesario conectar con la alegría y cuándo, simplemente, permitirnos sentir y sanar. En este arte de fragancias y sensaciones, encontramos un aliado que nos guía de vuelta a nosotros mismos, un respiro en medio de la agitación, un recordatorio de que la naturaleza, en su infinita sabiduría, siempre tiene una forma de acompañarnos.

La profundidad de la aromaterapia se despliega cuando nos sumergimos en la creación de mezclas personalizadas y en la aplicación específica de los aceites esenciales para tratar desequilibrios emocionales complejos. La alquimia de combinar diferentes aceites permite crear sinergias que potencian los efectos de cada esencia, ofreciendo un tratamiento adaptado a necesidades como la ansiedad, la tristeza profunda, el insomnio o la falta de energía. Cada mezcla se convierte en una fórmula única, diseñada para resonar con la energía de quien la utiliza, como una llave que ajusta los desequilibrios emocionales y restaura la armonía perdida.

El proceso de crear una mezcla personalizada de aceites esenciales comienza con la selección de una nota base, una nota media y una nota alta. Esta clasificación de notas no solo se refiere a la fragancia, sino a la velocidad con la que cada aceite se evapora, lo que afecta la percepción del aroma a lo largo del tiempo. Las notas base, como el sándalo y el pachulí, son más densas y perduran en el ambiente, proporcionando una sensación de estabilidad y arraigo. Las notas medias, como la lavanda y el geranio, equilibran la mezcla, mientras que las notas altas, como la menta y los cítricos, ofrecen un toque fresco que se percibe de inmediato.

Una mezcla equilibrada para la ansiedad podría incluir aceite de sándalo como nota base, por su capacidad para centrar la mente, combinado con lavanda como nota media para inducir la relajación, y un toque de bergamota como nota alta para añadir un matiz de frescura y optimismo. Esta combinación no solo trabaja en el plano físico, relajando el sistema nervioso, sino que también actúa como un bálsamo para el espíritu, creando un ambiente que favorece la calma y la introspección. Aplicar unas gotas de esta mezcla en un difusor o inhalarla directamente de las manos durante unos minutos puede ser suficiente para transformar un momento de ansiedad en una pausa de serenidad.

El tratamiento de la tristeza profunda y la melancolía también encuentra un aliado en la creación de mezclas específicas. En este caso, se puede utilizar aceite de rosa como nota media, cuyo aroma es conocido por su efecto reconfortante y su capacidad de sanar el corazón herido. Al combinar la rosa con una nota base como la mirra, se crea una mezcla que invita a la introspección y a la conexión con la propia esencia, mientras que una nota alta de limón aporta la energía que puede faltar en los días más difíciles. Esta sinergia de aromas ofrece un espacio de consuelo, recordando que incluso en los momentos más oscuros, hay luz y dulzura a las que podemos acceder.

Para aquellos que luchan con el insomnio, la creación de una mezcla de aceites esenciales que induzca un sueño profundo y reparador puede ser la clave para una noche tranquila. Un aceite de valeriana como nota base proporciona un efecto sedante, ideal para calmar la mente antes de dormir. Combinado con manzanilla romana como nota media, que relaja los músculos y alivia la tensión, y con una nota alta de naranja dulce, que crea un ambiente de calidez y protección, esta mezcla puede ser aplicada en la almohada o en la muñeca antes de acostarse. La inhalación de estos aromas, sumada a la práctica de respiraciones profundas, ayuda a que el cuerpo se entregue al sueño, liberando las preocupaciones del día.

La aplicación de aceites esenciales mediante masajes y compresas también es una forma efectiva de tratar el estrés y las tensiones emocionales. Un masaje en la zona de los hombros y el cuello con una mezcla de aceite de romero y lavanda diluidos en aceite de almendra puede ayudar a liberar la tensión física que se acumula en estas áreas durante períodos de estrés. El romero, con su efecto estimulante, revitaliza los músculos cansados, mientras que la lavanda aporta una sensación de alivio que envuelve el cuerpo en una sensación de calma. Este tipo de masaje, además de ser una experiencia sensorial placentera, facilita la liberación de emociones retenidas y restablece el flujo de la energía vital.

Las compresas aromáticas son otra técnica que permite aplicar los beneficios de los aceites esenciales de manera directa. Sumergir un paño en agua tibia con unas gotas de aceite de eucalipto y aplicarlo en el pecho puede ser una forma eficaz de aliviar la opresión que muchas veces acompaña a la ansiedad, especialmente cuando esta se manifiesta como dificultad para respirar. El eucalipto, con su aroma fresco, abre las vías respiratorias y permite que la respiración se vuelva más profunda y relajada. Esta simple práctica puede transformar un momento de angustia en una oportunidad para reconectar con la tranquilidad y el ritmo natural del cuerpo.

La aromaterapia también se presta para la creación de rituales personales que nos conectan con nuestro bienestar emocional. Encender una vela, añadir unas gotas de aceite de incienso en un difusor y tomarse unos minutos para inhalar profundamente mientras se enfoca en una intención positiva puede convertirse en un ritual de inicio o cierre del día. El incienso, con su aroma espiritual y profundo, es ideal para acompañar la meditación, ayudando a limpiar la mente de pensamientos negativos y a abrir un espacio de conexión con el ser interior.

Estos rituales no solo tienen un impacto a nivel emocional, sino que también actúan como anclas en la vida diaria, recordándonos la importancia de cuidar de nosotros mismos. En un mundo donde muchas veces las emociones son relegadas a un segundo plano, la aromaterapia nos invita a honrar nuestras experiencias internas, a darles espacio y a permitir que los aromas de la naturaleza nos acompañen en nuestro camino de sanación.

Estudios de caso y testimonios de quienes han integrado la aromaterapia en su vida cotidiana muestran cómo esta práctica puede transformar la manera en que se gestionan las emociones. Personas que habían enfrentado episodios de ansiedad constante encuentran en la inhalación de aceites como la lavanda y la bergamota una forma de calmar su mente sin recurrir a medicamentos. Otros, que lidian con la tristeza estacional durante los meses de invierno, han descubierto que el aroma del aceite de naranja y canela en un difusor les ayuda a mantener una perspectiva más optimista.

La creación de mezclas personalizadas no solo es un arte, sino un acto de escucha hacia uno mismo. Cada persona puede encontrar su combinación ideal, explorando los aromas que resuenan con sus necesidades y ajustando las proporciones hasta descubrir la fórmula que les brinda paz. La aromaterapia, en su simplicidad, nos recuerda que la naturaleza nos ofrece herramientas para cuidar de nuestra mente y nuestras emociones, y que el acto de detenernos, inhalar y conectarnos con un aroma puede ser un gesto pequeño pero poderoso en nuestro proceso de equilibrio emocional.

Al final, la aromaterapia no es solo una práctica terapéutica, sino una forma de volver a lo esencial, de recordar que el bienestar está al alcance de una respiración profunda. Nos enseña que los aromas tienen el poder de reconectarnos con la belleza del presente, de traer un instante de luz en medio de la oscuridad, y de recordarnos que, incluso en los momentos de mayor turbulencia, la naturaleza nos ofrece su abrazo invisible para guiarnos de regreso a nosotros mismos.

Capítulo 10
Yoga Terapéutico

El yoga terapéutico surge como un puente entre la sabiduría ancestral y las necesidades de la vida moderna, ofreciendo un enfoque que va más allá de la práctica física para abarcar una comprensión profunda del cuerpo y la mente. A diferencia de otras formas de yoga que se centran en la ejecución de posturas exigentes, el yoga terapéutico adapta cada movimiento y ejercicio respiratorio a las necesidades específicas de la persona, buscando el alivio de dolencias físicas y la restauración del equilibrio emocional. Es una práctica que invita a la escucha atenta del cuerpo, a observar cómo responde a cada asana (postura) y a utilizar la respiración como una herramienta de sanación.

Uno de los pilares del yoga terapéutico es la capacidad de adaptar las posturas a las diferentes condiciones de salud de cada individuo. No se trata de forzar el cuerpo a alcanzar una forma ideal, sino de encontrar la manera en que cada postura pueda apoyar el proceso de sanación del practicante. Por ejemplo, la postura del niño (Balasana), con sus cualidades de descanso profundo, puede ser modificada utilizando almohadas o mantas bajo el abdomen para aquellos que sufren de dolor lumbar. Esto permite que la columna se relaje de manera segura, liberando tensiones sin causar malestar. De esta forma, cada asana se convierte en una invitación a reconectar con el cuerpo desde la amabilidad y la aceptación.

El yoga terapéutico también aborda problemas comunes como el estrés, la ansiedad y la fatiga crónica mediante técnicas de respiración, conocidas como pranayama. Estas prácticas de control del aliento no solo oxigenan el cuerpo, sino que también actúan sobre el sistema nervioso, induciendo un estado de calma y claridad mental. La respiración Nadi Shodhana, o respiración alterna, es una de las técnicas más utilizadas en el yoga terapéutico. Al alternar la inhalación y exhalación por cada fosa nasal, este ejercicio equilibra los hemisferios cerebrales y ayuda a reducir la ansiedad, creando una sensación de equilibrio y paz interna. Practicar esta respiración durante unos minutos cada día puede ser un refugio en momentos de agitación, permitiendo que la mente se aquiete y el cuerpo se relaje.

Las asanas diseñadas para liberar tensiones en la parte superior del cuerpo son especialmente útiles para quienes pasan muchas horas frente a una computadora o adoptan posturas que causan tensión en el cuello y los hombros. La postura de la pinza sentada (Paschimottanasana), adaptada con las rodillas ligeramente flexionadas y utilizando un cinturón para alcanzar los pies, puede aliviar la rigidez en la espalda y mejorar la circulación hacia la zona cervical. Este enfoque cuidadoso y gradual ayuda a que el practicante sienta cómo el cuerpo se estira de manera segura, sin forzar los músculos ni las articulaciones.

Por otro lado, para quienes enfrentan problemas de movilidad, el yoga terapéutico ofrece una variedad de posturas que se pueden realizar desde una silla, lo que permite a personas mayores o con lesiones beneficiarse de la práctica sin necesidad de sentarse o acostarse en el suelo. La postura de la torsión sentada en una silla, por ejemplo, permite liberar la tensión acumulada en la espalda y estimular los órganos abdominales, favoreciendo la digestión. Este tipo de adaptaciones demuestran que el yoga terapéutico es inclusivo y que puede ser practicado por cualquier persona, independientemente de su nivel de experiencia o condición física.

El uso de soportes como bloques, cintas y mantas es otra característica distintiva del yoga terapéutico. Estos elementos proporcionan el apoyo necesario para que el cuerpo se sienta sostenido en cada postura, evitando la sobrecarga muscular y permitiendo que el practicante se relaje por completo. Por ejemplo, la postura de la mariposa (Baddha Konasana) con un cojín bajo las caderas permite que la apertura de la pelvis se realice de forma más cómoda, liberando la tensión en la zona lumbar y promoviendo una sensación de apertura y alivio. Este tipo de ajustes hacen del yoga terapéutico una herramienta especialmente valiosa para quienes buscan aliviar dolores crónicos, como los causados por la artritis o las contracturas musculares.

El enfoque terapéutico del yoga también se extiende al ámbito emocional, reconociendo que las tensiones mentales y los bloqueos energéticos se reflejan en el cuerpo físico. Posturas como la postura del pez (Matsyasana), que abre el pecho y los pulmones, son ideales para quienes atraviesan periodos de tristeza o duelo, ya que permiten liberar la opresión en el corazón y facilitar una respiración más profunda. Al estirar la parte frontal del cuerpo, esta postura ayuda a contrarrestar la tendencia a encorvarse que muchas veces acompaña a la tristeza, invitando al cuerpo a recuperar una postura más abierta y receptiva.

La práctica de la relajación profunda a través de Yoga Nidra, una técnica de meditación guiada, es otro aspecto fundamental del yoga terapéutico. En una sesión de Yoga Nidra, el practicante se acuesta en la postura de Savasana (postura del cadáver), mientras sigue la voz del instructor que lo guía a través de un recorrido por las distintas partes del cuerpo. Este ejercicio induce un estado de relajación profunda, donde la mente se mantiene consciente mientras el cuerpo se relaja por completo. Es una herramienta poderosa para liberar el estrés acumulado y para conectar con un estado de paz interior, ideal para personas que sufren de insomnio o que necesitan un descanso profundo.

El yoga terapéutico, más que una disciplina física, es una invitación a redescubrir la relación con nuestro cuerpo desde un lugar de cuidado y escucha. Nos recuerda que cada postura y cada respiración son oportunidades para conectarnos con el momento presente, para soltar las preocupaciones y para honrar el ritmo natural de nuestro ser. A través de la práctica constante, el cuerpo se vuelve más flexible, pero también lo hace la mente, que aprende a adaptarse a los desafíos de la vida con mayor calma y resiliencia.

En un mundo que muchas veces nos impulsa a ir más rápido y a exigir más de nuestro cuerpo, el yoga terapéutico nos ofrece una pausa, un momento para cerrar los ojos y sentir el latido de la vida que fluye dentro de nosotros. Nos enseña que la sanación no siempre requiere grandes esfuerzos, sino la disposición a detenernos, a escuchar y a encontrar el movimiento que nos devuelva la armonía perdida. Es en este espacio de conexión donde el verdadero poder del yoga terapéutico se revela, transformando cada asana en un paso hacia el equilibrio y la serenidad interior.

El yoga terapéutico, en su esencia, es un viaje hacia la restauración del equilibrio interno, donde cada postura se convierte en una oportunidad para escuchar el cuerpo y sus mensajes. A medida que se profundiza en esta práctica, se descubren secuencias específicas que abordan diferentes desequilibrios físicos y emocionales, ofreciendo herramientas para tratar desde dolencias comunes, como el dolor de espalda, hasta condiciones más complejas, como la ansiedad y el insomnio. El enfoque personalizado y la sensibilidad hacia las necesidades de cada individuo son la clave para que el yoga terapéutico se convierta en un aliado poderoso en el camino de la sanación.

Para quienes sufren de dolores en la espalda, el yoga terapéutico propone una serie de asanas diseñadas para fortalecer los músculos del tronco, mejorar la postura y liberar las tensiones que se acumulan a lo largo de la columna vertebral. Una de las secuencias más efectivas es la que combina la postura del gato-vaca (Marjaryasana-Bitilasana) con la postura del niño (Balasana). Esta secuencia, al realizarse de manera lenta y consciente, permite que la columna se estire y se libere de la rigidez que muchas veces causa molestias en la zona lumbar y cervical. Acompañar cada movimiento con una respiración profunda ayuda a que el cuerpo se relaje aún más, permitiendo que el prana, o energía vital, fluya sin obstáculos.

Otra práctica beneficiosa para aliviar dolores de espalda es la postura de Sethu Bandhasana (el puente), una asana que fortalece la musculatura de la espalda baja y ayuda a abrir el pecho. Para adaptarla a un enfoque terapéutico, se puede utilizar un bloque bajo la cadera, lo que permite mantener la postura de forma relajada durante varios minutos. Esto no solo alivia la presión en la zona lumbar, sino que también estimula la circulación en la parte baja del cuerpo, ayudando a reducir la tensión acumulada. Es ideal para personas que pasan largas horas sentadas, ya que contrarresta los efectos negativos de una postura encorvada.

El yoga terapéutico también ofrece secuencias específicas para el manejo de la ansiedad y el estrés, combinando asanas restaurativas con técnicas de respiración que calman el sistema nervioso. La postura de Viparita Karani, o postura de las piernas contra la pared, es especialmente efectiva para reducir la ansiedad, ya que permite que la sangre fluya de las piernas hacia el corazón, promoviendo una sensación de descanso y alivio. Al apoyar las piernas en la pared y dejar que los brazos se abran a los costados, el cuerpo se entrega a la gravedad, liberando tensiones profundas y facilitando un estado de meditación natural.

Esta postura, combinada con la respiración abdominal, donde se infla y desinfla el abdomen con cada inhalación y exhalación, actúa como un bálsamo para el sistema nervioso, activando la respuesta de relajación y disminuyendo la producción de hormonas del estrés. Practicar Viparita Karani durante 10 minutos al final del día puede ser un antídoto eficaz contra la inquietud mental, ayudando a que la mente se aquiete y el cuerpo se prepare para el descanso nocturno.

Para tratar el insomnio, el yoga terapéutico sugiere una secuencia suave de posturas antes de dormir, diseñada para inducir un estado de calma profunda. La combinación de la postura del niño (Balasana) con la postura de Savasana (postura del cadáver) es ideal para relajar cada músculo del cuerpo y liberar las preocupaciones acumuladas durante el día. En Savasana, el practicante se acuesta de espaldas, permitiendo que cada parte de su cuerpo se apoye completamente en el suelo, como si la tierra lo abrazara. Durante esta postura, una meditación guiada que recorra cada parte del cuerpo puede ser especialmente útil para liberar las tensiones mentales y físicas que dificultan el sueño.

El Yoga Nidra, que significa "sueño consciente", es otra herramienta poderosa para quienes buscan mejorar la calidad del sueño. Esta práctica se asemeja a un sueño profundo, pero en un estado de plena conciencia, guiando al practicante hacia un nivel profundo de relajación. A través de una meditación estructurada que lleva la atención a diferentes partes del cuerpo y visualizaciones positivas, el Yoga Nidra permite que la mente se sumerja en un estado de quietud. Es particularmente útil para quienes, a pesar de estar cansados, encuentran difícil desconectar la mente antes de dormir.

El yoga terapéutico también se aplica a la gestión de dolores crónicos, como aquellos provocados por la artritis o la fibromialgia, donde la movilidad se ve comprometida y el dolor puede ser una presencia constante. En estos casos, se utilizan movimientos lentos y asanas suaves que mantienen las articulaciones lubricadas y flexibles, evitando que la rigidez se apodere del cuerpo. La postura del gato-vaca, combinada con movimientos circulares de las muñecas y los tobillos, es ideal para mantener la flexibilidad y mejorar la circulación en las extremidades, sin sobrecargar las articulaciones.

Para aquellos que enfrentan tensiones emocionales profundas, como el duelo o el estrés postraumático, el yoga terapéutico ofrece una forma de liberar estas emociones a través del movimiento y la respiración consciente. La postura de Supta Baddha Konasana (la diosa reclinada) es una asana restaurativa que ayuda a abrir la zona del corazón y la pelvis, creando un espacio para que las emociones reprimidas se liberen suavemente. En esta postura, se utilizan soportes para elevar ligeramente la espalda, permitiendo que el pecho se abra y que la respiración fluya de manera natural.

El terapeuta de yoga puede guiar al practicante a llevar su atención a las sensaciones físicas y emocionales que surgen en cada postura, promoviendo una forma de introspección que ayuda a procesar las experiencias difíciles. Al permitir que el cuerpo exprese lo que las palabras no siempre pueden decir, el yoga terapéutico se convierte en una vía de sanación profunda, donde el movimiento se transforma en un lenguaje que libera y consuela.

La práctica del yoga terapéutico no solo aporta alivio físico, sino que también nutre la mente y el espíritu, recordándonos la importancia de vivir en armonía con nuestro cuerpo. Es una invitación a volver a la simplicidad de una respiración profunda, a la suavidad de un estiramiento consciente, y a la presencia plena en cada movimiento. Cada sesión se convierte en un recordatorio de que la sanación no se encuentra en la perfección, sino en la disposición a escucharnos y a tratarnos con la misma compasión que ofrecemos a los demás.

El poder del yoga terapéutico reside en su adaptabilidad, en su capacidad de moldearse a las necesidades únicas de cada persona, sin importar su edad o condición física. Nos enseña que, a través del movimiento consciente y la respiración, podemos restaurar el equilibrio perdido y descubrir una fortaleza que reside en la calma y la aceptación de lo que somos en cada momento. En este viaje hacia el bienestar, el yoga terapéutico se convierte en un compañero fiel, que nos guía de regreso a nosotros mismos, a ese lugar de paz que siempre ha estado ahí, esperando a ser redescubierto.

Capítulo 11
Cura Sonora

La sanación a través del sonido es un antiguo arte que nos invita a reconectar con las vibraciones más sutiles del universo, esas que resuenan en cada célula de nuestro cuerpo. La cura sonora, basada en la utilización de mantras, frecuencias vibracionales e instrumentos ancestrales, nos recuerda que el sonido no solo es un fenómeno físico, sino una fuerza capaz de transformar y equilibrar la energía interna. En el yoga, en la meditación y en muchas tradiciones espirituales alrededor del mundo, el sonido ha sido considerado una herramienta poderosa para restaurar el bienestar emocional y físico, conectando a la persona con una dimensión de armonía que va más allá de lo visible.

Los mantras, palabras o frases repetidas que vibran en una frecuencia específica, son una de las formas más reconocidas de cura sonora. En el hinduismo y el budismo, el mantra Om es considerado el sonido primordial, la vibración original que contiene en sí misma la esencia del universo. Repetir el Om no solo calma la mente, sino que resuena en el cuerpo, activando el chakra de la garganta y alineando los centros energéticos. El canto del Om crea una sensación de expansión, como si cada inhalación y exhalación se fundieran con el latido del cosmos, recordándonos que somos parte de un todo más grande.

Más allá del Om, cada mantra tiene una frecuencia y una intención específica. El mantra Gayatri, uno de los más antiguos, se recita para invocar la sabiduría y la claridad mental, mientras que el mantra Om Mani Padme Hum, del budismo tibetano, es una invocación a la compasión. Cantar mantras de manera repetitiva durante la meditación puede ser una forma de limpiar la mente de pensamientos negativos y de alinear el corazón con una vibración más elevada, creando un campo energético que promueve la sanación y el equilibrio interior. La repetición de los mantras se convierte en un acto de devoción y de entrega, donde cada sonido se convierte en un puente hacia la paz interior.

Además de los mantras, los instrumentos de sonido como las cuencas tibetanas y los tambores chamánicos también juegan un papel fundamental en la cura sonora. Las cuencas tibetanas, con su forma redonda y sus paredes de metal, producen un sonido que resuena en distintas frecuencias, dependiendo de su tamaño y grosor. Al hacerlas vibrar con un mazo, se genera un tono que penetra en el cuerpo y en la mente, creando ondas de sonido que masajean las células desde el interior. Este sonido profundo y sostenido puede inducir estados de relajación profunda, ayudando a calmar la ansiedad y a liberar bloqueos energéticos en los chakras.

La práctica de colocar una cuenca tibetana sobre el cuerpo, ya sea en el pecho, el abdomen o la espalda, y hacerla sonar, permite que las vibraciones se transmitan directamente a los órganos y a los centros de energía, proporcionando una experiencia de sanación holística. Las ondas sonoras generadas por las cuencas no solo relajan los músculos, sino que también reequilibran la energía sutil, lo que las convierte en una herramienta eficaz para tratar el insomnio, la tensión muscular y los desequilibrios emocionales. Las sesiones de terapia de sonido con cuencas tibetanas se han vuelto populares en muchas partes del mundo, especialmente entre quienes buscan una forma de sanar que no involucre el uso de medicamentos o tratamientos invasivos.

El tambor chamánico es otro instrumento poderoso en la cura sonora, conocido por su capacidad de inducir estados de trance y de conectar al ser humano con los ritmos de la naturaleza. En muchas culturas indígenas, el sonido rítmico del tambor es utilizado para facilitar la conexión con el mundo espiritual, guiando a la persona a través de un viaje interno hacia las profundidades de su ser. El ritmo constante y repetitivo del tambor crea una sensación de seguridad y arraigo, sincronizando los latidos del corazón con el latido de la tierra.

En el contexto terapéutico, el tambor chamánico puede ser utilizado para liberar emociones reprimidas y para restaurar la conexión con la esencia de uno mismo. Al golpear el tambor en un ritmo lento y constante, se crea un espacio donde la mente puede relajarse y el cuerpo puede moverse al compás del sonido. Este movimiento rítmico, acompañado de la vibración del tambor, ayuda a que la energía estancada fluya de nuevo, liberando tensiones y traumas acumulados en el cuerpo.

Las frecuencias binaurales son otra herramienta moderna de la cura sonora, que utiliza la ciencia de la acústica para influir en la actividad cerebral. Estas frecuencias consisten en reproducir dos tonos ligeramente diferentes en cada oído, lo que hace que el cerebro perciba un tercer tono que corresponde a la diferencia entre ambos. Esta técnica ha demostrado ser efectiva para inducir estados de relajación profunda, mejorar la concentración y facilitar la meditación. Las frecuencias más bajas, como las de 4 a 7 Hz, se asocian con las ondas cerebrales theta, que son típicas de los estados de meditación profunda y sueño REM. Las frecuencias más altas, de 10 a 14 Hz, corresponden a las ondas alfa, que están presentes cuando la mente se encuentra en un estado de relajación alerta.

Escuchar frecuencias binaurales mientras se practica la meditación puede ayudar a sincronizar ambos hemisferios cerebrales, facilitando un estado de equilibrio y de calma mental. Esta sincronización cerebral es especialmente útil para personas que tienen dificultades para concentrarse o que sufren de estrés crónico, ya que ayuda a reducir la actividad mental excesiva y a enfocar la mente en el momento presente. En combinación con la respiración profunda y la visualización, las frecuencias binaurales se convierten en un aliado para la cura sonora, creando un ambiente que favorece la introspección y la sanación.

La práctica de la cura sonora no solo se limita a la meditación individual, sino que también puede ser aplicada en sesiones grupales, donde el poder del sonido se amplifica a través de la energía compartida. En estas sesiones, los participantes se acuestan en un círculo, mientras el terapeuta utiliza cuencas, tambores y mantras para crear un paisaje sonoro que envuelve a todos los presentes. El sonido, al resonar en el espacio, se convierte en un vehículo de sanación que atraviesa los cuerpos y las mentes, uniendo a todos en una experiencia de comunión y de liberación.

La cura sonora, con su enfoque en la vibración y la resonancia, nos recuerda que el universo mismo es un tejido de ondas y frecuencias. Nos enseña que al armonizar nuestras propias vibraciones con las del sonido, podemos restablecer el equilibrio perdido y redescubrir un estado de bienestar profundo. Cada sonido, cada tono, es una oportunidad para dejar atrás el ruido del mundo exterior y sumergirnos en el ritmo interno que nos conecta con la vida. En este viaje sonoro, encontramos el camino de regreso a nosotros mismos, guiados por la melodía eterna que resuena en el corazón del cosmos.

A medida que nos adentramos en las profundidades de la cura sonora, es posible explorar métodos específicos que integran el poder de las vibraciones en sesiones terapéuticas, creando ambientes de sanación que transforman la experiencia interna de quienes buscan alivio para sus desequilibrios emocionales y físicos. Las técnicas avanzadas de aplicación del sonido permiten que cada nota, cada frecuencia, se convierta en un canal de restauración, resonando en cada rincón del ser y promoviendo un estado de equilibrio profundo.

La creación de ambientes de cura a través del sonido es un arte que combina la sensibilidad con el conocimiento de las propiedades de cada instrumento y de cada frecuencia. Uno de los métodos más utilizados es la disposición de cuencas tibetanas en torno al cuerpo del paciente durante una sesión. Las cuencas, al ser golpeadas suavemente, producen un sonido envolvente que penetra en los músculos y en los huesos, ayudando a disolver la tensión y a restaurar el flujo energético. El terapeuta, al guiar los sonidos de las cuencas, se convierte en un canal que ayuda a que las vibraciones se dirijan hacia los chakras desequilibrados, permitiendo una experiencia de realineación energética que va más allá de las palabras.

Además de las cuencas tibetanas, las campanas y los gongs son instrumentos que se utilizan para trabajar con las frecuencias más profundas. El sonido de un gong puede crear un campo vibracional potente que llena toda la habitación, llegando a tocar las capas más sutiles del cuerpo energético. Cada golpe en el gong genera una onda de sonido que se desplaza a través del aire, afectando tanto el entorno como el estado interno de quienes están presentes. Este tipo de sonido es particularmente efectivo para liberar bloqueos energéticos antiguos, ya que las vibraciones intensas del gong pueden desatar emociones reprimidas y liberar tensiones que han estado almacenadas en el cuerpo por largo tiempo.

Una sesión de sanación con gong puede comenzar con el terapeuta tocando el instrumento de manera suave, permitiendo que el sonido se expanda gradualmente. A medida que la intensidad aumenta, el paciente puede experimentar sensaciones de calor, cosquilleo o incluso un leve temblor, indicativos de que la energía estancada se está movilizando. Es común que, al final de una sesión con gong, las personas sientan una sensación de ligereza, como si una carga invisible hubiera sido liberada de su sistema.

La terapia de sonido también puede aplicarse de forma dirigida para tratar estados emocionales específicos, como la ansiedad, la depresión o la sensación de desconexión. Por ejemplo, las frecuencias de sonido que vibran entre 396 Hz y 528 Hz, conocidas como frecuencias solfeggio, han sido utilizadas durante siglos en cantos gregorianos y se consideran particularmente efectivas para la sanación emocional. La frecuencia de 396 Hz, en particular, se asocia con la liberación de miedos y traumas, mientras que la de 528 Hz se conoce como la frecuencia del amor, capaz de abrir el corazón y de promover la regeneración celular. Reproducir estas frecuencias durante una meditación guiada puede ayudar a transformar patrones emocionales negativos, restaurando un sentido de paz y de amor propio.

Las sesiones de cura sonora con frecuencias solfeggio pueden realizarse tanto de manera individual como grupal. En una sesión grupal, los participantes se sientan o se acuestan en una posición cómoda, mientras los sonidos de las frecuencias solfeggio llenan la sala, envolviendo a cada persona en un manto vibracional. Durante el proceso, se puede guiar a los participantes a visualizar la vibración del sonido moviéndose a través de su cuerpo, limpiando cada chakra y liberando cualquier bloqueo que pueda encontrar en su camino. Este tipo de experiencia puede ser profundamente transformadora, ya que el sonido actúa como un catalizador que permite que cada individuo libere lo que ya no necesita y se abra a nuevas energías.

Además de los instrumentos tradicionales, el uso de la propia voz es una de las formas más antiguas y poderosas de la cura sonora. El canto de vocales, por ejemplo, es una técnica que se utiliza para equilibrar los chakras mediante la resonancia de la voz en diferentes partes del cuerpo. Cada chakra está asociado con un sonido específico que, al ser cantado, resuena en la zona correspondiente, ayudando a desbloquear la energía y a restablecer el flujo. Cantar la vocal A de manera prolongada, por ejemplo, puede activar el chakra del corazón, mientras que el sonido de la vocal U se asocia con el chakra raíz, proporcionando una sensación de arraigo y estabilidad.

La práctica del canto de mantras, como el Om o el Ram, también puede ser una forma de sintonizar la energía personal con la vibración universal. Al cantar en un círculo o en grupo, se crea una resonancia colectiva que potencia los efectos de cada mantra, transformando la experiencia en un acto de sanación comunitaria. Esta práctica no solo equilibra la energía de cada participante, sino que también crea un campo vibracional que envuelve el espacio, generando un ambiente de calma y de unidad que puede ser especialmente útil en tiempos de crisis emocional o de pérdida.

Para los terapeutas que trabajan con la cura sonora, la sensibilidad y la intuición son herramientas esenciales. Al aplicar las técnicas de sonido, es importante estar atento a las reacciones del paciente, observando cómo responde su cuerpo a cada vibración y ajustando la intensidad según sus necesidades. La terapia de sonido, al ser una práctica que actúa en niveles muy sutiles, requiere una conexión profunda con la energía del paciente, lo que permite que las vibraciones sean dirigidas con precisión hacia las áreas que necesitan mayor sanación.

En sesiones más avanzadas, los terapeutas pueden combinar la cura sonora con otras técnicas holísticas, como el Reiki o la aromaterapia, para potenciar los efectos del tratamiento. Un ejemplo de esto sería realizar una sesión de Reiki mientras se hace sonar una cuenca tibetana, permitiendo que las manos del terapeuta canalicen la energía mientras las vibraciones de la cuenca actúan como una guía que acompaña el flujo energético. Este enfoque integrado crea un espacio de sanación más completo, donde cada herramienta amplifica el poder de la otra.

La cura sonora, en su esencia, nos invita a recordar que el universo y todo lo que nos rodea es vibración. Nos muestra que al sintonizar nuestras propias frecuencias con las del sonido, podemos encontrar una resonancia que nos devuelva al equilibrio, como si cada nota fuera un susurro que nos recuerda la conexión con el todo. En cada sesión, el sonido se convierte en una guía que nos lleva hacia un espacio donde el tiempo se disuelve y solo queda la pureza de la vibración, ese eco primordial que resuena en el corazón de la creación. En este espacio de silencio y de música, la sanación se convierte en un acto de reconexión, donde cada frecuencia nos acerca un poco más a la esencia de lo que somos.

Capítulo 12
Visualización Creativa y Cura Mental

La visualización creativa es una práctica que nos invita a explorar el poder de la mente para influir en nuestro bienestar físico y emocional. En su esencia, esta técnica consiste en usar la imaginación para crear imágenes mentales que promuevan la sanación, el equilibrio y la transformación personal. Aunque pueda parecer un acto simple, la visualización posee un profundo impacto en el cuerpo y la mente, al activar la conexión entre los pensamientos, las emociones y las reacciones físicas. Es una herramienta que nos recuerda que, en el universo interno de cada individuo, la mente puede ser tanto el origen como la cura de muchos desequilibrios.

Desde una perspectiva holística, la visualización creativa se basa en la idea de que los pensamientos son formas de energía que, al ser dirigidas de manera consciente, pueden influir en la realidad física del cuerpo. Imaginemos por un momento que la mente es un jardín y que cada pensamiento es una semilla: dependiendo de la calidad de las imágenes mentales que cultivamos, podemos nutrir flores de sanación y bienestar, o alimentar malas hierbas de estrés y desequilibrio. La visualización creativa nos invita a convertirnos en jardineros conscientes de nuestra mente, eligiendo con cuidado las imágenes que deseamos sembrar para crear una realidad más armónica.

Uno de los usos más comunes de la visualización creativa es la mejora de la salud física. Al imaginar un flujo de luz dorada que recorre cada parte del cuerpo, se puede enviar energía curativa a las zonas que necesitan mayor atención, como si la mente fuera capaz de guiar a la energía vital (Prana, Qi) hacia los lugares que más lo requieren. Esta técnica puede ser particularmente útil para aquellos que lidian con dolores crónicos o con enfermedades que afectan órganos específicos. Visualizar una luz cálida que envuelve la zona afectada, imaginando cómo esta disuelve la tensión y el dolor, puede complementar otros tratamientos y acelerar el proceso de sanación.

La respiración consciente es una herramienta que potencia la visualización creativa, ya que ayuda a profundizar el estado de concentración y a abrir un espacio de conexión con el propio cuerpo. Un ejercicio simple consiste en cerrar los ojos, inhalar profundamente y, al exhalar, imaginar que se libera una nube de oscuridad que representa el estrés o la preocupación. Con cada inhalación, se visualiza una luz brillante que entra por la coronilla, llenando el cuerpo de paz y de energía renovada. Esta práctica, además de ser relajante, ayuda a reprogramar la mente para que asocie la respiración con la sensación de bienestar, convirtiéndose en una herramienta útil para quienes enfrentan episodios de ansiedad o de tensión acumulada.

La visualización creativa también puede ser utilizada para fortalecer la autoestima y fomentar una actitud positiva hacia la vida. Muchas veces, las imágenes que cargamos en nuestra mente acerca de nosotros mismos son el reflejo de experiencias pasadas, de creencias limitantes que nos han enseñado a vernos de una manera reducida. La práctica de imaginarse como un ser lleno de luz, visualizando un aura dorada que se expande desde el corazón y se proyecta hacia el entorno, puede transformar la forma en que nos relacionamos con nosotros mismos y con el mundo. Este ejercicio, practicado de manera regular, puede ayudar a disolver las imágenes negativas que a menudo alimentan la inseguridad y el miedo, sustituyéndolas por un sentido de autoaceptación y de empoderamiento.

Para aquellos que desean iniciar una práctica de visualización diaria, es importante comenzar con ejercicios sencillos que no requieran un esfuerzo mental excesivo. La visualización del paisaje interior es una técnica ideal para principiantes. Consiste en imaginar un lugar de la naturaleza que inspire tranquilidad, como un bosque, una playa o un jardín. Al cerrar los ojos, la persona se permite recorrer mentalmente este lugar, notando los colores, los sonidos y las sensaciones que lo rodean. Este ejercicio no solo ayuda a calmar la mente, sino que también activa la imaginación y abre un espacio de refugio interno al que se puede regresar siempre que se necesite un momento de paz.

La conexión entre la mente y el cuerpo en la visualización creativa también se hace evidente en el contexto de la recuperación de lesiones. Estudios han demostrado que los atletas que visualizan mentalmente sus rutinas de entrenamiento pueden mejorar su rendimiento, ya que el cerebro activa las mismas áreas que se usarían durante la actividad física real. De manera similar, las personas que enfrentan procesos de rehabilitación pueden beneficiarse de imaginar cómo sus músculos se fortalecen y sus huesos se reparan, acelerando así la recuperación. Visualizarse moviéndose con facilidad y sin dolor puede ser un complemento valioso a las terapias físicas, ya que refuerza la convicción de que la sanación es posible.

Las afirmaciones positivas son otra herramienta que, combinada con la visualización, potencia los efectos de la cura mental. Al repetir frases como "Soy un ser de luz y merezco sentirme bien" o "Cada día, mi cuerpo se llena de energía renovada", se refuerzan las imágenes mentales de salud y de bienestar. Estas afirmaciones actúan como semillas que, al ser plantadas en la mente consciente y regadas con la repetición diaria, germinan y se arraigan en el subconsciente. Este proceso puede transformar la manera en que nos percibimos a nosotros mismos y a nuestra realidad, permitiendo que la mente se alinee con un estado de optimismo y de esperanza.

La visualización creativa, al ser una práctica profundamente personal, permite que cada individuo explore sus propias imágenes de sanación, adaptándolas a sus necesidades y a su mundo interior. Es importante recordar que no existen reglas rígidas en este proceso; lo esencial es encontrar aquellas visualizaciones que resuenen con el corazón y que generen una sensación de bienestar genuino. En el silencio de la mente, cada persona puede descubrir las imágenes que más le inspiran, y utilizarlas como un faro que guía el camino hacia la sanación.

La clave para aprovechar el poder de la visualización creativa radica en la constancia y en la disposición a creer en el poder de la imaginación. Al practicar esta técnica diariamente, aunque sea por unos pocos minutos, la mente se habitúa a crear un espacio de calma y de claridad, un espacio donde el cuerpo puede descansar y restaurarse. La visualización se convierte, entonces, en un arte que nos permite moldear nuestra experiencia de la realidad, como si la mente fuera un pincel que pinta un paisaje de bienestar y de equilibrio. En cada imagen que creamos, nos acercamos un poco más a la verdad de que la mente, al igual que el universo, está llena de un poder ilimitado para transformarse y para sanar.

A medida que profundizamos en la práctica de la visualización creativa, se abren puertas a técnicas más avanzadas que permiten una aplicación específica en el proceso de sanación. Estas herramientas ayudan a la mente a dirigir su energía hacia áreas específicas del cuerpo o de la mente, guiando el flujo de sanación con una intención clara. Las técnicas de visualización no solo sirven para aliviar dolencias físicas, sino que también tienen un impacto poderoso en el equilibrio emocional y en la resolución de patrones de pensamiento negativos que afectan nuestra percepción de la vida y de nosotros mismos.

Una de las aplicaciones más efectivas de la visualización es en la sanación de dolores crónicos, como aquellos que afectan las articulaciones, la cabeza o la espalda. Una técnica avanzada consiste en visualizar la parte del cuerpo afectada como si estuviera rodeada de una niebla oscura, que representa el dolor o la tensión acumulada. Con cada inhalación, se imagina que esta niebla comienza a disiparse, siendo reemplazada por una luz suave que envuelve el área con calor y confort. Esta luz puede tener el color que la persona prefiera, como el verde, asociado a la sanación, o el azul, que representa la calma. A medida que la respiración se hace más profunda, la luz se expande, disolviendo cualquier resto de oscuridad y dejando una sensación de alivio y de ligereza.

Otra técnica avanzada es la creación de un "santuario interior", un lugar imaginario donde la persona puede refugiarse cada vez que necesite restaurar su energía y conectar con su esencia. Este santuario puede ser un paisaje natural, como un bosque rodeado de montañas, un jardín secreto lleno de flores, o incluso una habitación acogedora con una chimenea encendida. La clave es que este espacio sea un reflejo de lo que el corazón necesita en ese momento. Al imaginarse caminando por este lugar, la persona puede sentirse segura y protegida, como si todas las preocupaciones quedaran fuera de los límites de su santuario. Esta práctica es particularmente útil para quienes enfrentan situaciones de estrés intenso o de ansiedad, ya que les ofrece un lugar seguro al cual regresar siempre que lo necesiten, un rincón de paz al que solo ellos tienen acceso.

La visualización dirigida también puede ser aplicada en la sanación emocional, ayudando a liberar patrones de pensamiento que perpetúan el sufrimiento o la autoimagen negativa. Una técnica poderosa para este propósito es la visualización del "río de la liberación". En este ejercicio, la persona imagina que está sentada a la orilla de un río que fluye con una corriente suave y constante. Con cada exhalación, se visualiza que las emociones dolorosas o los pensamientos que causan angustia se transforman en hojas que caen al río y son llevadas por la corriente. Esta imagen permite que la mente se enfoque en el proceso de soltar, reconociendo que, al igual que el agua fluye, también las emociones tienen un ciclo y que es posible dejarlas ir, liberando el espacio interno para nuevas experiencias y sensaciones.

En el contexto terapéutico, la visualización creativa puede ser guiada por un terapeuta para tratar traumas o bloqueos emocionales profundos. Un ejemplo de esto es la técnica del "niño interior", en la cual el terapeuta guía al paciente a visualizarse a sí mismo en una versión más joven, en un momento de la vida en que haya experimentado una herida emocional significativa. En esta visualización, el adulto se convierte en el protector de ese niño interior, brindándole palabras de consuelo y ofreciéndole el cuidado que pudo haber faltado en ese momento. Este tipo de ejercicio no solo ayuda a sanar el pasado, sino que también fortalece la relación consigo mismo, promoviendo la autoaceptación y la compasión hacia la propia historia de vida.

La visualización también tiene un lugar especial en el manejo de enfermedades graves, como el cáncer u otras condiciones crónicas. En estos casos, se puede utilizar la técnica del "ejército de sanación", donde la persona imagina que un grupo de pequeños seres de luz (como células sanadoras) recorren su cuerpo, combatiendo las células dañinas y restaurando los tejidos. Cada célula de luz lleva consigo una energía de amor y de vida, iluminando cada rincón del cuerpo mientras viajan por el torrente sanguíneo. Este tipo de visualización refuerza la idea de que el cuerpo tiene una capacidad innata para regenerarse y que la mente puede ser un aliado poderoso en este proceso. Aunque no reemplaza los tratamientos médicos, sí puede complementarlos al fortalecer la actitud mental del paciente y su conexión con la energía vital.

Para los terapeutas que deseen utilizar la visualización creativa en sesiones grupales, es importante adaptar las técnicas a las necesidades del grupo, creando una atmósfera de relajación y de confianza. Una sesión grupal de visualización puede comenzar con una breve meditación guiada, seguida de la visualización de un "campo de luz" que envuelve a todos los presentes. Se les invita a imaginar que cada uno está rodeado de un campo luminoso, donde la energía de cada persona contribuye a crear un círculo de sanación colectiva. A medida que el terapeuta guía la visualización, los participantes pueden visualizar que la energía fluye desde el centro del círculo hacia cada uno, llenando el cuerpo y la mente de paz. Este tipo de prácticas no solo promueven la sanación individual, sino que también refuerzan el sentido de comunidad y de apoyo mutuo.

El impacto de la visualización en la mente y el cuerpo ha sido objeto de estudio en diferentes campos de la psicología y la medicina. Investigaciones han demostrado que la mente, al imaginar una situación de bienestar, activa las mismas áreas cerebrales que si estuviera experimentando esa situación en la realidad. Esto significa que, al visualizar imágenes de sanación, la mente puede enviar señales al cuerpo para que reaccione como si realmente estuviera en un estado de equilibrio y de salud. Este fenómeno es una manifestación del poder de la mente sobre la materia, un recordatorio de que el pensamiento consciente puede ser una herramienta de transformación tan poderosa como cualquier otra forma de terapia.

La práctica constante de la visualización creativa permite que estas imágenes de sanación se vuelvan cada vez más nítidas y efectivas, como si la mente, con el tiempo, aprendiera a moverse por estos paisajes internos con la misma facilidad con la que recorre el mundo exterior. La mente, al igual que un músculo, se fortalece a medida que se ejercita, y cada visualización se convierte en un acto de autoempoderamiento, un acto de fe en la capacidad innata de la mente para crear una realidad más sana y más luminosa.

La visualización creativa es, en última instancia, un diálogo íntimo con el propio ser, una forma de recordar que la mente tiene el poder de transformarse y de sanar. En cada imagen mental, en cada respiración guiada, encontramos un camino hacia la serenidad, un camino que nos devuelve a la certeza de que, dentro de cada uno de nosotros, existe un espacio de luz y de calma al que siempre podemos regresar.

Capítulo 13
Medicina Tradicional China (MTC)

La Medicina Tradicional China (MTC) es un sistema de curación ancestral que ve al ser humano como una extensión del universo, donde la salud se manifiesta cuando hay un equilibrio armonioso entre las energías internas y las fuerzas externas de la naturaleza. Esta perspectiva holística, que se ha mantenido viva por miles de años, considera que la salud no es simplemente la ausencia de enfermedad, sino un estado de equilibrio entre cuerpo, mente y espíritu. La MTC se basa en principios fundamentales que ofrecen una comprensión profunda de cómo los desequilibrios energéticos pueden afectar el bienestar físico y emocional de una persona.

En el corazón de la MTC se encuentran los conceptos de Yin y Yang, dos fuerzas opuestas pero complementarias que regulan todos los fenómenos en el universo. El Yin representa lo femenino, lo oscuro, la quietud y la introspección; mientras que el Yang encarna lo masculino, la luz, la actividad y la expansión. En el cuerpo humano, el Yin y el Yang se manifiestan en el equilibrio entre el descanso y la actividad, el calor y el frío, lo interior y lo exterior. Un desequilibrio entre estas fuerzas puede dar lugar a una serie de trastornos que la MTC busca corregir restaurando la armonía entre ambos.

Otra base fundamental de la MTC es la teoría de los Cinco Elementos: Madera, Fuego, Tierra, Metal y Agua. Cada uno de estos elementos se asocia con diferentes órganos y funciones del cuerpo, así como con emociones y estaciones del año. Por ejemplo, la Madera se relaciona con el hígado y la vesícula biliar, pero también con la primavera y la emoción de la ira. El Fuego se asocia con el corazón, la alegría y el verano. La MTC utiliza este marco para entender cómo los cambios en la naturaleza y en las emociones pueden influir en la salud de una persona. La teoría de los Cinco Elementos permite a los practicantes identificar patrones de desequilibrio y tratar al paciente desde una perspectiva que conecta cuerpo, mente y entorno.

El Qi, o energía vital, es otro pilar central de la MTC. El Qi es la fuerza vital que fluye por todo el cuerpo a través de un sistema de canales llamados meridianos. Estos meridianos forman una red compleja que conecta los órganos internos con la piel y los músculos, permitiendo que la energía circule y nutra todas las partes del cuerpo. Cuando el flujo de Qi es equilibrado y libre, el cuerpo se mantiene en salud. Sin embargo, cuando el Qi se bloquea o se estanca, se producen enfermedades. La MTC utiliza técnicas como la acupuntura, la moxibustión y la fitoterapia para desbloquear el Qi y restablecer su flujo natural, ayudando así a sanar tanto dolencias físicas como desequilibrios emocionales.

La acupuntura es probablemente la técnica más conocida de la MTC en el mundo occidental. Consiste en la inserción de agujas finas en puntos específicos de los meridianos para regular el flujo de Qi y equilibrar las energías Yin y Yang. Cada punto de acupuntura tiene una función particular y está conectado a diferentes órganos y sistemas del cuerpo. La selección de puntos durante una sesión de acupuntura depende del diagnóstico individual de cada paciente, basado en un enfoque holístico que considera su constitución, síntomas y estado emocional. La acupuntura no solo se utiliza para aliviar el dolor físico, sino también para tratar desórdenes emocionales como la ansiedad y la depresión, demostrando la interconexión que la MTC percibe entre la mente y el cuerpo.

La moxibustión es una técnica que utiliza la planta Artemisia vulgaris, conocida como moxa, para calentar los puntos de acupuntura. La aplicación de calor en puntos específicos ayuda a activar la circulación del Qi y a disipar el frío y la humedad que pueden acumularse en el cuerpo, especialmente en climas fríos o durante períodos de baja energía. Este método es ideal para tratar dolores articulares, problemas digestivos y desequilibrios que se asocian con un exceso de frío interno, reforzando así la calidez y el bienestar general.

La MTC también incorpora una vasta tradición de fitoterapia, que emplea hierbas medicinales para equilibrar el Qi y fortalecer el cuerpo. Estas plantas se combinan en fórmulas que buscan tratar la raíz de un problema, más que simplemente aliviar sus síntomas. Cada fórmula se personaliza según las necesidades del paciente, considerando factores como la naturaleza de la enfermedad (si es fría o caliente, aguda o crónica) y las características del individuo. Algunas hierbas comunes en la MTC, como el ginseng para revitalizar el Qi, el astrágalo para fortalecer el sistema inmunológico, y la peonía blanca para nutrir la sangre, son ejemplos de cómo la naturaleza ofrece soluciones para equilibrar el cuerpo y la mente.

La MTC, con su enfoque en la prevención, enfatiza la importancia de mantener un estilo de vida que promueva el equilibrio natural. Esto incluye prácticas como el Tai Chi y el Qi Gong, que combinan movimientos suaves con respiración consciente para fortalecer el cuerpo y la mente. Estas prácticas no solo mejoran la circulación del Qi, sino que también ayudan a cultivar la atención plena y la serenidad, contribuyendo a un estado de bienestar que se extiende más allá de lo físico. Al sincronizarse con los ritmos naturales, el individuo aprende a vivir en armonía con el flujo de la vida, reduciendo el estrés y promoviendo una longevidad saludable.

En un mundo donde la medicina occidental domina la forma en que entendemos la salud, la MTC ofrece una perspectiva que complementa y expande esta visión. Nos recuerda que somos más que un conjunto de órganos y que el equilibrio de nuestra energía interna es tan importante como cualquier tratamiento físico. Al abrirse a los principios de la MTC, el individuo descubre una forma de ver el mundo y a sí mismo que invita a la reflexión y a la autoconexión. Así, la MTC no solo trata la enfermedad, sino que también enseña a vivir de manera más consciente, sintiendo la vida fluir en cada respiración, en cada latido del corazón, en cada pensamiento que surge en la mente. Es una invitación a reencontrarse con la sabiduría antigua que habita en el cuerpo y que, a través de la naturaleza, nos recuerda que la salud es un reflejo de la armonía con el universo.

A medida que nos adentramos en la aplicación práctica de la Medicina Tradicional China (MTC), se revela un enfoque que va más allá del tratamiento de síntomas para abrazar una comprensión profunda del ser humano en su totalidad. La MTC no solo se centra en curar lo que ya está enfermo, sino en mantener un estado de equilibrio constante, permitiendo que el cuerpo y la mente encuentren su propio ritmo natural de regeneración y salud. La clave para esta visión holística está en la adaptación de los principios de la MTC a la vida cotidiana, utilizando técnicas como la acupuntura, la moxibustión y la ventosaterapia, así como ajustes en la dieta y los hábitos de vida de acuerdo con la energía de cada persona y las estaciones del año.

La acupuntura, uno de los pilares de la MTC, es una herramienta versátil que se adapta a una amplia variedad de desequilibrios. Un terapeuta de MTC no solo considera los síntomas físicos del paciente, sino también su estado emocional, sus hábitos de sueño, su digestión y su energía general. A través de la inserción de agujas en puntos específicos de los meridianos, la acupuntura puede regular el flujo de Qi y mejorar la comunicación entre los órganos internos. Por ejemplo, un paciente que sufre de insomnio puede beneficiarse de la estimulación de puntos que calmen el Shen (la mente y el espíritu) y que equilibren el Yang del corazón. Al trabajar sobre estos puntos, la acupuntura facilita un sueño reparador al equilibrar la energía interna y restablecer la conexión entre la mente y el cuerpo.

La moxibustión, otra técnica fundamental de la MTC, es especialmente útil para pacientes con frío interno o con estancamientos de energía. La aplicación de calor en puntos estratégicos ayuda a liberar el Qi bloqueado y a aliviar dolores crónicos, como los que afectan las articulaciones. Para quienes padecen enfermedades como la artritis, la moxibustión puede ser una aliada poderosa, ya que su calor penetra profundamente, mejorando la circulación sanguínea y reduciendo la inflamación. En estos casos, el terapeuta puede combinar la moxibustión con la acupuntura para potenciar sus efectos, creando un tratamiento integrado que restaura la calidez y la vitalidad del cuerpo.

La ventosaterapia, que implica el uso de ventosas para crear succión en la piel, es una técnica que se utiliza para movilizar el Qi estancado y eliminar toxinas acumuladas. Las ventosas, aplicadas sobre puntos específicos, ayudan a descomprimir los músculos tensos, mejoran la circulación sanguínea y alivian el dolor de manera efectiva. Este método es especialmente valioso para deportistas o personas que sufren de tensiones musculares persistentes. Además, se ha observado que la ventosaterapia puede ser eficaz en el tratamiento de problemas respiratorios, como el asma, ya que facilita la apertura de los pulmones y mejora la capacidad respiratoria.

La alimentación es otro pilar esencial de la MTC, y su enfoque dietético difiere significativamente del occidental. En lugar de centrarse en calorías y nutrientes aislados, la MTC considera la energía inherente a cada alimento (su naturaleza caliente, fría, neutra, tibia o fresca) y su efecto sobre los órganos internos. Por ejemplo, alimentos de naturaleza caliente, como el jengibre y la canela, son ideales para personas con frío interno o con digestión lenta, mientras que los alimentos frescos, como el pepino y la menta, son recomendados para aquellos que presentan exceso de calor o inflamación en el cuerpo.

La dieta según la MTC también se adapta a las estaciones del año, ya que cada una de ellas tiene un impacto directo sobre nuestro equilibrio interno. Durante el invierno, una estación que según la MTC se asocia con el elemento Agua y los riñones, se recomiendan sopas calientes y caldos que nutran el Yin y protejan la energía vital. En primavera, cuando la energía de la Madera impulsa el crecimiento y la renovación, es beneficioso incorporar alimentos verdes y brotes que apoyen el hígado y la vesícula biliar, ayudando al cuerpo a desintoxicarse de forma natural.

Para los terapeutas que integran la MTC en su práctica, es esencial conocer los principios de diagnóstico de esta medicina, que se basan en la observación de la lengua, el pulso y los patrones de desequilibrio del cuerpo. La observación de la lengua, por ejemplo, puede revelar mucho sobre el estado de los órganos internos y la calidad del Qi del paciente. Una lengua pálida y húmeda podría indicar deficiencia de Yang, mientras que una lengua roja y seca puede ser un signo de exceso de calor. El diagnóstico a través del pulso, por otro lado, permite sentir el ritmo de la energía en los meridianos y detectar posibles bloqueos o excesos en el flujo de Qi.

La MTC también enfatiza la importancia de ajustar los hábitos de vida para mantener la armonía interna. Esto incluye la práctica regular de ejercicios suaves como el Qi Gong y el Tai Chi, que no solo fortalecen el cuerpo, sino que también promueven una circulación suave del Qi y calman la mente. En la MTC, la respiración profunda y consciente es fundamental, ya que ayuda a nutrir los pulmones y a equilibrar la energía vital. Un terapeuta de MTC puede enseñar a los pacientes técnicas de respiración que mejoren su capacidad pulmonar y que promuevan la calma mental, algo especialmente útil para aquellos que lidian con el estrés crónico o con la ansiedad.

Uno de los desafíos en la aplicación de la MTC en el mundo moderno es la necesidad de adaptarse a las particularidades culturales y a los estilos de vida actuales. Sin embargo, su enfoque flexible y personalizado la hace particularmente adecuada para complementar la medicina occidental. La MTC puede ser una herramienta valiosa en el tratamiento de enfermedades crónicas, como la diabetes y la hipertensión, donde el equilibrio energético y los cuidados a largo plazo son fundamentales. La integración de la MTC con terapias occidentales permite abordar al paciente desde múltiples ángulos, reconociendo que la sanación es un proceso que involucra tanto la ciencia como la sabiduría ancestral.

Estudios de caso demuestran cómo la MTC puede ser aplicada de manera efectiva en el tratamiento de trastornos que no siempre responden bien a los enfoques convencionales. Un ejemplo es el uso de la acupuntura y la fitoterapia para aliviar los síntomas de la menopausia, como los sofocos y la ansiedad. Al regular el flujo de Qi y equilibrar el Yin y el Yang del cuerpo, estas terapias pueden ofrecer un alivio natural que respeta el proceso de transición hormonal de la mujer, ayudándola a recuperar la serenidad.

La MTC, con su visión integral del ser humano, nos invita a redescubrir la conexión entre nuestros cuerpos, nuestras emociones y el entorno que nos rodea. En un mundo que a menudo se enfoca en la rapidez y la intervención inmediata, la MTC nos recuerda la importancia de escuchar los ritmos naturales de nuestro organismo y de cultivar la paciencia en el proceso de sanación. Nos muestra que la verdadera salud no es solo la ausencia de dolor, sino la capacidad de vivir en armonía con nosotros mismos y con la naturaleza, encontrando en cada respiración, en cada alimento y en cada pensamiento, un camino hacia la vida plena y equilibrada.

Capítulo 14
Espiritualidad y Cura

La espiritualidad ha sido, a lo largo de la historia, un pilar fundamental en el proceso de sanación. En el enfoque holístico, la cura no se limita a tratar el cuerpo físico, sino que busca restaurar el equilibrio entre la mente, el cuerpo y el espíritu. La conexión con lo trascendental, aquello que va más allá de lo material, ofrece un refugio para el alma, y es en ese espacio profundo donde la verdadera curación comienza a manifestarse. La espiritualidad, en este sentido, se convierte en una guía que permite al individuo conectar con una sabiduría interior que trasciende el entendimiento racional.

En la práctica de la sanación holística, la espiritualidad no necesariamente se asocia con la religión, aunque puede integrarse a las creencias y prácticas religiosas de cada individuo. En cambio, se enfoca en la experiencia personal de lo sagrado y la conexión con el universo. Esta conexión espiritual puede ser experimentada a través de la meditación, la contemplación de la naturaleza, la práctica de la gratitud, o incluso en el silencio que nos permite escuchar la voz interna que a menudo queda oculta tras el ruido cotidiano.

La meditación es una de las herramientas más poderosas para cultivar esta conexión espiritual. A través de la quietud y la atención plena, la meditación invita a los individuos a sintonizarse con su respiración y a observar los pensamientos sin juicio. Este proceso facilita un estado de calma que abre la puerta a una experiencia más profunda del ser, donde el ego y las preocupaciones diarias se desvanecen, dejando espacio para la percepción de una energía mayor. Es en ese silencio interno que muchos encuentran la fuerza para sanar heridas emocionales y físicas, reconociendo que, en el fondo, la sanación proviene de una fuente interna de paz.

La oración es otro camino importante hacia la sanación espiritual. A través de la oración, el individuo expresa sus intenciones y deseos más profundos, creando un puente entre su ser interno y una fuerza superior. La oración puede tomar muchas formas, desde palabras simples que nacen del corazón, hasta mantras sagrados que han sido repetidos a lo largo de los siglos. Lo fundamental es que la oración sea una expresión auténtica del deseo de sanar y de conectar con algo más grande. Este acto de rendición y entrega a lo divino, cualquiera que sea la forma que adopte, tiene el poder de aliviar el alma y proporcionar consuelo en momentos de dolor o incertidumbre.

En la sanación holística, la fe se convierte en un aliado esencial. La fe no implica necesariamente una creencia religiosa, sino la confianza en la posibilidad de la sanación y en la existencia de una energía que sostiene la vida. La fe permite al paciente creer en su capacidad de autocuración y en la fuerza que subyace en el proceso de sanación. Aquellos que cultivan la fe, de cualquier tipo, tienden a desarrollar una actitud más positiva hacia la vida, lo cual, a su vez, puede influir positivamente en el sistema inmunológico y en la respuesta del cuerpo al tratamiento. La ciencia ha comenzado a explorar cómo las emociones positivas y la esperanza pueden impactar la biología humana, y la espiritualidad ofrece una fuente natural de esperanza que potencia cualquier proceso de cura.

El papel de la gratitud en la sanación espiritual no puede ser subestimado. Al cultivar la gratitud, los individuos aprenden a enfocarse en las bendiciones y en los aspectos positivos de su vida, incluso en medio de la adversidad. Este cambio de perspectiva puede transformar la forma en que una persona se relaciona con su enfermedad, ayudándola a ver los desafíos como oportunidades de crecimiento espiritual. La gratitud abre el corazón y fortalece el vínculo con la energía vital, generando un campo de vibración positiva que facilita el proceso de recuperación. Es común que terapeutas holísticos sugieran a sus pacientes mantener un diario de gratitud, donde se registren las experiencias diarias que traen alegría y paz, por más pequeñas que sean.

La conexión con la naturaleza es otro aspecto esencial de la espiritualidad en la sanación. La naturaleza nos recuerda que somos parte de un todo mayor, y que la vida se renueva constantemente a través de ciclos de nacimiento, crecimiento, muerte y renacimiento. Caminar descalzo sobre la tierra, sentir el viento en el rostro, sumergirse en el agua de un río o simplemente observar el cielo estrellado son experiencias que nos reconectan con la energía universal. Esta reconexión ayuda a restaurar el equilibrio interno, especialmente cuando la vida moderna nos ha desconectado de los ritmos naturales del mundo. La naturaleza, con su silencio y su poder, se convierte en un espejo donde el ser humano puede ver reflejada su propia esencia.

En este camino espiritual, el terapeuta holístico juega un papel de guía, ayudando al paciente a encontrar su propia conexión con lo sagrado. No se trata de imponer creencias, sino de ofrecer un espacio seguro donde el individuo pueda explorar y redescubrir su propia espiritualidad. Las sesiones de terapia pueden incluir momentos de meditación guiada, afirmaciones positivas y ejercicios de respiración que permitan al paciente abrirse a la experiencia del presente y reconocer la energía sanadora que fluye a través de él. El terapeuta actúa como un acompañante en este viaje interno, respetando el ritmo y la visión de cada persona.

Además, la espiritualidad aporta un sentido de propósito que es fundamental para la sanación. Cuando un individuo encuentra un propósito en su experiencia, incluso en medio de la enfermedad, su percepción cambia profundamente. Sentir que hay un significado más allá del dolor, una lección que aprender o un camino de evolución personal, puede transformar la forma en que se enfrenta la adversidad. La espiritualidad, en este sentido, se convierte en un faro que guía al paciente a través de la oscuridad, mostrando que cada desafío es una oportunidad para crecer y conectar con su esencia más pura.

Al final, la espiritualidad y la sanación holística nos recuerdan que somos seres integrales, y que el camino hacia la salud no se limita al tratamiento físico, sino que abarca también el cultivo de la paz interior y la conexión con lo eterno. En la unión de la ciencia con la espiritualidad, de la mente con el espíritu, surge una fuerza transformadora que permite al ser humano redescubrir su poder innato de sanación. La espiritualidad nos invita a mirar más allá de lo visible, a escuchar la voz sutil de nuestro ser interior, y a reconocer que, en última instancia, la vida es un viaje sagrado hacia la plenitud.

Profundizar en las prácticas espirituales dentro de las terapias holísticas nos lleva a un territorio donde lo visible se funde con lo invisible, y la energía sutil se convierte en un puente hacia la sanación profunda. Estas prácticas no solo buscan aliviar el malestar físico, sino que también invitan a los individuos a reconectar con una parte más elevada de sí mismos, a menudo referida como el alma o el Yo Superior. Es en esta conexión íntima y silenciosa donde muchos encuentran el sentido de propósito y la fuerza interior para afrontar los desafíos de la vida.

La meditación devocional es una de estas prácticas que, al integrar un enfoque espiritual, se transforma en una experiencia de entrega y conexión. A diferencia de la meditación tradicional, que busca la quietud mental, la meditación devocional se enfoca en dirigir el corazón hacia un aspecto sagrado, ya sea un ser espiritual, una deidad, o una energía universal. Durante esta práctica, el terapeuta puede guiar al paciente a través de visualizaciones que invitan a sentir la presencia de esa energía superior, envolviéndolo con una sensación de protección y paz. Esta experiencia puede ser particularmente reconfortante para aquellos que enfrentan enfermedades graves o que buscan un refugio emocional en momentos de angustia.

Las oraciones de sanación también forman parte de este camino espiritual. Estas oraciones no necesariamente siguen un formato religioso rígido, sino que son una expresión sincera de la intención de curar y ser curado. Se pueden recitar en voz alta, murmurarlas suavemente o simplemente mantenerlas en la mente mientras se respira profundamente. Los terapeutas holísticos a menudo recomiendan a los pacientes que creen sus propias oraciones, adaptándolas a sus creencias y necesidades personales. En este sentido, la oración se convierte en un diálogo interno, una conversación entre la mente consciente y esa parte de uno mismo que está conectada con el todo.

Otra práctica poderosa dentro de las terapias espirituales es el uso de rituales de conexión espiritual. Los rituales, con sus gestos simbólicos y su estructura repetitiva, ayudan a la mente a entrar en un estado de receptividad y apertura. Un ritual de conexión puede ser tan sencillo como encender una vela y dedicar unos minutos al silencio, o tan elaborado como una ceremonia de gratitud al amanecer. Estos rituales crean un espacio sagrado en la vida diaria, un momento en el cual el individuo se detiene para agradecer, para pedir orientación o simplemente para sentir la presencia de lo divino. Al realizar estos actos, se despierta una sensación de pertenencia al universo y se fortalece la confianza en el proceso de sanación.

Dentro de la práctica terapéutica, la visualización de guías espirituales es una técnica que permite a los pacientes sentir el apoyo de energías protectoras. Estas visualizaciones son especialmente útiles en sesiones de terapia en las que el paciente busca sanar traumas emocionales profundos o encontrar respuestas a preguntas existenciales. El terapeuta guía al paciente a imaginar un lugar seguro, un paisaje de paz, y luego invita a visualizar la presencia de un guía, que puede tomar la forma de un ser de luz, un ancestro o un animal espiritual. Este encuentro imaginado puede brindar consuelo y fortaleza, ayudando al paciente a comprender su situación desde una perspectiva más amplia y compasiva.

La escritura intuitiva es otra herramienta poderosa que facilita la conexión con el Yo Superior. Se trata de escribir sin un objetivo definido, permitiendo que las palabras fluyan libremente desde el subconsciente hacia el papel. Esta práctica puede ser reveladora, ya que a menudo surgen pensamientos y sentimientos que estaban escondidos en las profundidades de la mente. Los terapeutas sugieren realizar la escritura intuitiva en un estado de relajación, acompañados de música suave o en un ambiente tranquilo, para facilitar la expresión de lo que habita en el interior. Los mensajes que emergen durante estas sesiones de escritura pueden ofrecer claridad y orientación, ayudando al paciente a encontrar respuestas a sus dilemas internos.

La meditación trascendental es también un recurso valioso dentro de las prácticas espirituales. A diferencia de otras formas de meditación, su objetivo es ir más allá de los pensamientos, hacia un estado de conciencia pura donde la mente se disuelve en el presente. Al repetir un mantra personal, el paciente es guiado a un estado de paz profunda que trasciende el ruido mental. Es un método que puede ser especialmente beneficioso para aquellos que buscan aliviar el estrés crónico, mejorar su calidad de sueño o simplemente sentir una conexión más directa con la esencia de la vida. En un contexto terapéutico, la meditación trascendental puede ser utilizada para preparar la mente antes de sesiones de sanación energética, creando un campo receptivo para las energías de curación.

Cada una de estas prácticas, aunque profundamente espiritual, es flexible y puede adaptarse a la realidad de cada persona. Lo esencial es que el paciente sienta que está en sintonía con el método elegido, que se siente cómodo y abierto a explorar esa dimensión de su ser. El papel del terapeuta es ofrecer un acompañamiento respetuoso, que invite al paciente a explorar sin forzarlo, respetando sus tiempos y su proceso interno. La espiritualidad no se puede imponer, pero sí se puede inspirar, y a menudo es en este acompañamiento sutil donde se produce la verdadera transformación.

El uso de cristales y piedras en rituales de sanación es otra forma de integrar lo espiritual en la práctica holística. Cada cristal tiene una vibración particular que puede resonar con diferentes aspectos de la energía de la persona. La amatista, por ejemplo, es conocida por su capacidad para calmar la mente y fortalecer la intuición, mientras que el cuarzo rosa se asocia con la sanación emocional y el amor propio. Durante las sesiones, el terapeuta puede colocar cristales sobre los chakras del paciente o enseñarle cómo utilizar estas piedras en sus propios rituales de meditación, potenciando así la conexión con su ser interior.

Es fundamental recordar que el camino espiritual de la sanación no es lineal ni uniforme. Cada individuo tiene su propia forma de percibir y experimentar lo espiritual, y la labor del terapeuta es acompañar esa búsqueda, proporcionando herramientas y sostén emocional. Al integrar estas prácticas espirituales, el proceso de sanación se convierte en un viaje de autoconocimiento que va más allá de la simple desaparición de los síntomas físicos. Se trata de un despertar interior, una invitación a descubrir la fuerza que reside en lo más profundo de cada ser, y a confiar en el poder restaurador de la energía que nos rodea.

La espiritualidad aplicada en las terapias holísticas nos muestra que la verdadera cura no es una meta final, sino un camino continuo de reconexión con lo esencial. Es un recordar constante de que somos seres espirituales viviendo una experiencia humana, y que en esa dualidad reside la posibilidad de encontrar paz, equilibrio y plenitud. Al final, es en la fusión entre lo material y lo espiritual donde se desvela la naturaleza profunda de la sanación, revelando que cada ser tiene dentro de sí la semilla de la transformación.

Capítulo 15
Ansiedad

La ansiedad, un fenómeno tan antiguo como la humanidad misma, ha adquirido nuevas formas en la vida contemporánea, manifestándose a través de inquietudes persistentes, miedo a lo desconocido y una sensación de sobrecarga emocional que parece nunca desaparecer. Dentro del enfoque holístico, la ansiedad no se aborda únicamente desde el punto de vista físico, sino que se reconoce como una interacción compleja entre mente, cuerpo y espíritu. Para comprender la ansiedad y tratarla de manera efectiva, es esencial explorar sus raíces más profundas, que a menudo se encuentran ocultas bajo capas de emociones reprimidas, pensamientos no resueltos y una desconexión con el presente.

La perspectiva holística entiende la ansiedad como una respuesta del cuerpo a la acumulación de tensiones no gestionadas, que pueden originarse tanto de fuentes externas, como el estrés laboral o situaciones traumáticas, como de conflictos internos no resueltos. A través de esta visión, se busca no solo aliviar los síntomas, sino transformar la manera en que el individuo se relaciona con sus emociones y su entorno. Así, la sanación de la ansiedad se convierte en un proceso de autoconocimiento y reconexión con la esencia de cada persona.

Una de las técnicas más accesibles para tratar la ansiedad desde un enfoque holístico es la meditación. La meditación, en sus diversas formas, ofrece un refugio para la mente agitada, un espacio donde los pensamientos pueden observarse sin juicio y donde el individuo aprende a habitar el presente. Entre las técnicas más efectivas se encuentra la meditación de respiración consciente, que invita a enfocar la mente en el ritmo natural de la respiración, percibiendo cada inhalación y exhalación como un ancla que nos mantiene en el aquí y ahora. Este simple acto de atención puede tener un impacto profundo en el sistema nervioso, reduciendo la actividad del sistema nervioso simpático y promoviendo un estado de calma.

La aromaterapia es otro recurso valioso en el manejo de la ansiedad. Utilizando aceites esenciales como lavanda, bergamota y manzanilla, es posible crear un ambiente que favorezca la relajación. Estos aceites, aplicados mediante masajes, difusores o incluso unas gotas en un pañuelo, pueden inducir un estado de serenidad que ayuda a reducir la tensión acumulada. La aromaterapia actúa directamente sobre el sistema límbico, la parte del cerebro que regula las emociones, lo que explica su eficacia en el alivio de la ansiedad. La combinación de la respiración profunda con el aroma de los aceites esenciales amplifica la experiencia, permitiendo que el individuo se conecte con sensaciones de calma y equilibrio.

Otra práctica esencial para el tratamiento de la ansiedad es el grounding, o "enraizamiento", que consiste en reconectar con la energía de la tierra, buscando restablecer el equilibrio entre mente y cuerpo. A menudo, la ansiedad surge cuando la mente se proyecta excesivamente hacia el futuro, perdiendo contacto con el momento presente. El grounding, que puede ser tan simple como caminar descalzo sobre la hierba, abrazar un árbol o simplemente sentarse en el suelo y respirar, ayuda a traer la atención de vuelta al presente, estabilizando el flujo de pensamientos y reconociendo la solidez del cuerpo en el aquí y ahora.

La atención plena, o mindfulness, es un complemento ideal a estas técnicas. Se trata de una forma de meditación activa que enseña a observar los pensamientos y emociones sin dejarse arrastrar por ellos. A través del mindfulness, el individuo aprende a identificar los patrones de pensamiento que alimentan la ansiedad, tales como la preocupación constante o el diálogo interno negativo. Esta práctica no busca eliminar los pensamientos ansiosos, sino desarrollar una relación diferente con ellos, reconociéndolos como eventos pasajeros en la mente que no tienen que definir la realidad. De esta forma, la atención plena se convierte en un antídoto contra la tendencia a rumiar sobre lo que aún no ha sucedido, devolviendo el poder de elegir una respuesta más serena frente a la incertidumbre.

El cuerpo, en su sabiduría, también habla a través de la ansiedad, y es importante escuchar lo que intenta comunicar. A menudo, la tensión acumulada se refleja en contracciones musculares, dolor en la nuca, mandíbulas apretadas y una respiración superficial que apenas llena los pulmones. La práctica de ejercicios de respiración profunda, como la respiración diafragmática, puede relajar la musculatura y enviar señales de calma al cerebro, rompiendo el ciclo de tensión. El terapeuta puede guiar al paciente en sesiones de respiración consciente, enseñándole a respirar de manera más plena y a expandir el abdomen en cada inhalación, permitiendo que el cuerpo recupere su ritmo natural.

La ansiedad, desde una perspectiva holística, es vista también como una oportunidad para explorar el lado emocional no resuelto. Emociones como el miedo, la tristeza y la frustración, si no se expresan de manera saludable, pueden transformarse en un estado de ansiedad constante. Las terapias holísticas, como la terapia de liberación emocional (EFT, por sus siglas en inglés), permiten que estas emociones reprimidas se liberen a través de toques suaves en puntos de acupuntura específicos mientras se reconocen los sentimientos presentes. Este método puede ayudar a desactivar las respuestas automáticas de ansiedad y a restablecer un sentido de control sobre la experiencia emocional.

El acompañamiento terapéutico en el manejo de la ansiedad también puede incluir el uso de cristales y piedras que se asocian con propiedades calmantes, como la amatista y el cuarzo rosa. Estos cristales se pueden colocar en el entorno del paciente o utilizarse durante las meditaciones para facilitar un estado de relajación. La vibración de estas piedras, junto con la intención de calma que se establece en las sesiones, puede resonar con el campo energético de la persona, favoreciendo una atmósfera de tranquilidad y seguridad.

Para aquellos que buscan un enfoque más introspectivo, la escritura terapéutica puede ser un refugio seguro. Al poner en palabras los pensamientos que circulan de manera incesante en la mente, se crea una distancia saludable que permite observarlos con mayor claridad. Escribir sobre las preocupaciones, sin censura, y luego leer esas palabras desde una perspectiva externa, puede ayudar al paciente a desdramatizar lo que antes parecía insuperable. La escritura se convierte así en un espejo que refleja las inquietudes, pero que también abre un espacio para la autocompasión y la aceptación.

La ansiedad, en última instancia, nos invita a mirar hacia dentro, a explorar lo que nos desestabiliza y a encontrar nuevas formas de habitar el presente. Las terapias holísticas no prometen una solución rápida, sino un proceso de descubrimiento continuo, donde la persona aprende a escuchar su cuerpo, a calmar su mente y a confiar en que la serenidad es un estado accesible. Desde la respiración consciente hasta la meditación, desde la conexión con la naturaleza hasta el uso de cristales, cada técnica aporta una herramienta para navegar la marea de la ansiedad y transformarla en un mar de calma.

A medida que exploramos más profundamente las técnicas integrativas para el manejo de la ansiedad, descubrimos un enfoque holístico que busca armonizar mente y cuerpo, permitiendo a los individuos no solo aliviar los síntomas, sino transformar la manera en que perciben sus propias experiencias internas. En esta segunda parte, nos adentramos en métodos más avanzados y específicos que combinan el conocimiento de diferentes disciplinas terapéuticas, proporcionando herramientas eficaces para una gestión integral de la ansiedad.

La acupuntura, originaria de la Medicina Tradicional China, se ha posicionado como una de las terapias más efectivas para reducir los síntomas de la ansiedad. Este método se basa en la inserción de agujas finas en puntos específicos del cuerpo, conocidos como meridianos, para equilibrar el flujo de Qi (energía vital). La estimulación de puntos como el Shen Men (Puerta del Espíritu) y el Yin Tang (entre las cejas) puede inducir un estado de relajación profunda, calmando el sistema nervioso y restaurando el equilibrio emocional. Durante las sesiones de acupuntura, muchos pacientes describen una sensación de alivio inmediato, como si una carga invisible se aligerara. Esta técnica es especialmente útil en casos de ansiedad crónica, donde la tensión física se ha convertido en una constante.

El uso de plantas medicinales, otra herramienta clave de las terapias integrativas, se ha utilizado durante siglos para apaciguar la mente y el cuerpo. Adaptógenos como la ashwagandha y la rhodiola, así como calmantes naturales como la valeriana y la pasiflora, pueden ser incorporados en la rutina diaria para aliviar los síntomas de la ansiedad. Los adaptógenos ayudan al cuerpo a adaptarse al estrés, regulando la producción de cortisol y mejorando la resistencia al agotamiento emocional. Estos se pueden consumir en forma de infusiones, tinturas o cápsulas, siempre bajo la supervisión de un terapeuta o profesional de la salud. En combinación con otras prácticas de autocuidado, las plantas medicinales crean una base de apoyo para el sistema nervioso, fortaleciendo la capacidad del cuerpo para regresar a un estado de calma.

El papel de la respiración en el control de la ansiedad es fundamental, y las técnicas de respiración profunda como la respiración diafragmática y la respiración en caja (box breathing) son poderosas aliadas. La respiración diafragmática, que consiste en llenar los pulmones expandiendo el abdomen en lugar del pecho, activa el sistema nervioso parasimpático, el cual es responsable de las respuestas de relajación del cuerpo. Por otro lado, la respiración en caja, que sigue un patrón de inhalar, retener, exhalar y retener de nuevo, con un conteo igual en cada fase, ayuda a regular el ritmo cardíaco y estabilizar la mente. Estas técnicas, aunque simples, pueden transformar la respuesta del cuerpo al estrés si se practican de manera constante, proporcionando una herramienta accesible para momentos de ansiedad intensa.

Otra práctica que ha demostrado ser altamente efectiva es la terapia de sonido, utilizando frecuencias específicas para inducir un estado de relajación profunda. Las frecuencias binaurales, por ejemplo, son sonidos que emiten una ligera diferencia de frecuencia en cada oído, creando una sensación de "batido" que el cerebro percibe y al que se adapta. Estas frecuencias pueden llevar al cerebro a un estado de ondas alfa o theta, que están asociadas con la meditación y la relajación profunda. El uso de aplicaciones móviles y audios especialmente diseñados permite a los pacientes acceder a estas frecuencias en cualquier momento del día, proporcionando un recurso valioso para quienes buscan un alivio inmediato del estrés.

El arte de crear un entorno terapéutico también es esencial en la gestión de la ansiedad. Los terapeutas holísticos a menudo sugieren a sus pacientes que transformen sus espacios personales en santuarios de paz. Esto puede incluir el uso de luces suaves, la presencia de plantas que purifican el ambiente, el uso de difusores de aceites esenciales y la disposición de cristales en lugares estratégicos para equilibrar la energía del entorno. Crear un espacio de este tipo en el hogar puede convertirse en un refugio donde la mente ansiosa encuentre un respiro, un lugar donde cada objeto y aroma invita a la tranquilidad y la introspección.

Los enfoques integrativos no estarían completos sin la consideración de la alimentación como un factor determinante en el manejo de la ansiedad. La relación entre el intestino y el cerebro, conocida como el eje intestino-cerebro, nos revela que la salud digestiva influye directamente en nuestro estado emocional. Una dieta rica en alimentos probióticos, como el yogur natural, el kéfir y el chucrut, puede mejorar la flora intestinal, lo que a su vez influye en la producción de neurotransmisores como la serotonina, la "hormona de la felicidad". Además, incluir alimentos ricos en magnesio, como las almendras, el cacao y las espinacas, puede ayudar a regular la actividad del sistema nervioso, aliviando así la ansiedad de manera natural.

La combinación de estas prácticas en un plan terapéutico personalizado puede marcar una diferencia significativa en el tratamiento de la ansiedad. Cada individuo es único, y lo que funciona para uno puede no ser adecuado para otro. Por eso, es fundamental que los terapeutas trabajen junto a sus pacientes para identificar las técnicas que resuenen mejor con su naturaleza y necesidades particulares. Al integrar la acupuntura, la fitoterapia, las técnicas de respiración y el cuidado del entorno, se crea una red de apoyo que sostiene al paciente en su proceso de sanación.

La terapia de movimiento, como el Tai Chi y el Qi Gong, también puede ser incorporada en el tratamiento integrativo. Estas prácticas, originarias de la cultura china, combinan movimientos lentos y fluidos con respiraciones profundas y controladas, promoviendo el equilibrio entre el cuerpo y la mente. Al practicar Tai Chi o Qi Gong, el individuo aprende a mover la energía de manera armónica, liberando bloqueos y tensiones que podrían estar contribuyendo a la ansiedad. Además, la naturaleza meditativa de estas disciplinas permite a la mente descansar del constante flujo de preocupaciones, encontrando en cada movimiento una forma de expresar y liberar lo que no puede ser dicho con palabras.

Las sesiones de terapia integrativa también pueden incluir el uso de afirmaciones positivas para reprogramar la mente subconsciente. La repetición de frases como "Estoy en paz con el presente" o "Confío en el proceso de la vida" puede tener un impacto transformador cuando se combina con prácticas de meditación y visualización. Las afirmaciones no son una solución mágica, pero actúan como semillas que, con el tiempo, pueden germinar en la mente y florecer en nuevas formas de pensar y sentir. En la terapia, el paciente aprende a cultivar estas semillas de pensamiento positivo, reemplazando gradualmente las narrativas de miedo y ansiedad con mensajes de esperanza y confianza.

La integración de estas terapias no solo busca reducir la ansiedad, sino también empoderar al individuo, devolviéndole la sensación de control sobre su vida y su bienestar. En lugar de luchar contra la ansiedad, el enfoque holístico enseña a dialogar con ella, a entenderla como una mensajera que trae consigo valiosas lecciones sobre lo que necesita ser sanado. Al final, el objetivo de las terapias integrativas es abrir un camino hacia la autoaceptación, donde el paciente aprende a aceptar cada parte de sí mismo, incluso aquellas que están heridas o asustadas, y a encontrar en ese acto de aceptación la verdadera sanación.

La ansiedad, cuando es abordada desde un enfoque integrativo, deja de ser un enemigo y se convierte en un maestro. A través de la práctica constante y la guía adecuada, el individuo puede descubrir que dentro de cada respiración consciente, cada planta medicinal, y cada mantra repetido, se encuentra la llave para desbloquear una vida más serena y equilibrada. En este proceso de integración, la sanación se convierte en una danza entre lo físico y lo espiritual, un recordatorio de que el camino hacia la paz siempre está disponible, esperándonos para dar el primer paso hacia el interior.

Capítulo 16
Enfermedades Crónicas

Las enfermedades crónicas, esas que persisten a lo largo del tiempo y a menudo se convierten en compañeras de vida, plantean un desafío profundo tanto para la medicina convencional como para las terapias holísticas. Desde la perspectiva holística, estas afecciones no son meramente desajustes físicos que necesitan ser controlados, sino mensajes del cuerpo que indican desequilibrios profundos en el ser. Diabetes, hipertensión y enfermedades autoinmunes, entre otras, nos hablan de un cuerpo que ha perdido su ritmo natural y que requiere un enfoque de atención que va más allá de los síntomas para tratar las raíces.

La medicina holística aborda las enfermedades crónicas desde la interconexión entre cuerpo, mente y espíritu. En lugar de centrarse exclusivamente en suprimir los síntomas, busca entender qué desequilibrios emocionales, patrones mentales y desconexiones energéticas pueden estar contribuyendo a la manifestación de la enfermedad. Esta aproximación invita a una reflexión más amplia: ¿Qué emociones se han reprimido a lo largo de los años? ¿Qué hábitos y rutinas han desgastado la vitalidad? ¿En qué momento se perdió la conexión con el propio cuerpo? Estas preguntas abren una puerta hacia una sanación que, aunque compleja, ofrece la posibilidad de un bienestar más profundo y duradero.

El papel de la alimentación es fundamental en el tratamiento holístico de las enfermedades crónicas. La nutrición se considera no solo como una fuente de nutrientes, sino como una forma de energía que interactúa con nuestro ser. En la diabetes, por ejemplo, el equilibrio de los niveles de glucosa en sangre puede beneficiarse enormemente de una dieta consciente, rica en alimentos integrales y frescos. La eliminación de azúcares refinados y el aumento del consumo de fibras y grasas saludables ayudan a regular el metabolismo de manera natural, brindando al páncreas un respiro en su constante lucha por mantener el equilibrio.

La hipertensión, por otro lado, muchas veces refleja una acumulación de tensiones no liberadas. El enfoque holístico incluye prácticas de relajación, como la meditación y la respiración profunda, que ayudan a reducir la presión arterial al permitir que el sistema nervioso se relaje. Técnicas como el Tai Chi, que combina movimientos lentos y conscientes con una respiración controlada, no solo ejercitan el cuerpo, sino que también actúan como una válvula de escape para las tensiones internas, permitiendo que el flujo de sangre se normalice de manera natural. Estas prácticas, cuando se integran en la vida diaria, tienen un impacto significativo en la salud cardiovascular, ofreciendo una forma de autocuidado que va más allá de lo físico.

Las enfermedades autoinmunes, como el lupus o la artritis reumatoide, presentan un reto particular para la medicina holística. En estas condiciones, el cuerpo parece atacarse a sí mismo, como si hubiera olvidado su propia identidad. Desde una perspectiva energética, se considera que esto podría reflejar conflictos internos profundos, una lucha entre aspectos del ser que no encuentran reconciliación. La terapia holística, en este caso, busca reestablecer la armonía interna, utilizando técnicas como el Reiki y la meditación guiada para que el cuerpo pueda recordar su naturaleza de equilibrio y autocuración.

El Reiki, por ejemplo, ayuda a restaurar el flujo de energía en los chakras, que son los centros energéticos del cuerpo, promoviendo la autorregulación y la disminución de la inflamación. Al colocar las manos en puntos específicos, el terapeuta puede canalizar energía que ayuda a desbloquear tensiones y estancamientos energéticos. Esto, junto con la disposición del paciente a trabajar sus emociones reprimidas, puede facilitar un proceso de sanación profundo, donde el cuerpo poco a poco aprende a dejar de luchar contra sí mismo y encuentra un camino hacia la regeneración.

Además de estas prácticas, la acupuntura también juega un papel crucial en el tratamiento holístico de enfermedades crónicas. En la Medicina Tradicional China, cada órgano no solo cumple una función fisiológica, sino que también está asociado a emociones y energías específicas. El hígado, por ejemplo, se relaciona con la ira y el estrés. En una persona con una enfermedad crónica, la acupuntura puede ser utilizada para equilibrar el flujo de energía en los meridianos, reduciendo el dolor y mejorando la función de los órganos afectados. Un terapeuta experimentado puede ajustar los tratamientos según las necesidades individuales, restaurando el equilibrio entre los elementos internos del cuerpo.

La mente juega un papel determinante en la manera en que el cuerpo gestiona las enfermedades crónicas. A menudo, el diagnóstico de una condición crónica puede desencadenar sentimientos de impotencia, miedo y resignación. La terapia holística, por lo tanto, trabaja para empoderar al individuo, enseñándole que, aunque la enfermedad esté presente, su bienestar no está determinado únicamente por ella. A través de técnicas de visualización positiva, los pacientes pueden aprender a imaginar su cuerpo en un estado de salud, enviando señales de sanación a través de cada célula. Esta práctica no pretende sustituir los tratamientos médicos convencionales, sino complementarlos, creando un entorno interno más favorable para la recuperación.

Los grupos de apoyo y la conexión con otras personas que viven situaciones similares también son importantes en el tratamiento holístico de enfermedades crónicas. La sensación de comunidad y el compartir experiencias y estrategias de manejo pueden aliviar la carga emocional que a menudo acompaña a estas condiciones. En muchos casos, las prácticas de sanación colectiva, como los círculos de meditación y las sesiones de terapia de grupo, ofrecen un espacio donde cada individuo se siente visto y apoyado, rompiendo el aislamiento que la enfermedad puede provocar.

El proceso de sanación en enfermedades crónicas requiere paciencia y compromiso. Los resultados no siempre son inmediatos, y el camino puede estar lleno de altibajos. Sin embargo, la perspectiva holística proporciona una esperanza renovada: la de que el cuerpo, cuando se le da el entorno adecuado y se apoya en la energía de la mente y el espíritu, tiene la capacidad de encontrar su propio equilibrio. Esta visión nos recuerda que la sanación es un viaje, uno en el que cada paso, por pequeño que sea, contribuye al bienestar general.

Al final, el tratamiento de las enfermedades crónicas desde un enfoque holístico no busca negar la realidad de la enfermedad, sino transformarla. Reconocer que el cuerpo es un todo integrado, donde cada aspecto de nuestra existencia influye en los demás, abre la puerta a una sanación que va más allá de la ausencia de síntomas. Se convierte en un acto de reconexión con uno mismo, de reencontrar la paz en el cuerpo y la mente, y de descubrir que, a pesar de los desafíos, la vida puede recuperar su flujo natural, vibrando de nuevo con la energía vital que nos impulsa.

La aplicación de estrategias integrativas en el manejo de enfermedades crónicas abre un horizonte de posibilidades para quienes buscan una mejora en su calidad de vida. En este enfoque, se entrelazan prácticas de la medicina convencional con técnicas de la medicina holística, ofreciendo un tratamiento personalizado que no solo atiende los síntomas, sino que también se enfoca en la raíz del desequilibrio. La clave está en reconocer que cada individuo es único y, por lo tanto, la estrategia terapéutica debe ser adaptada a sus necesidades físicas, emocionales y energéticas.

Uno de los pilares fundamentales de este enfoque es la nutrición adaptada a las condiciones específicas del paciente. Las dietas personalizadas pueden marcar la diferencia en el manejo de enfermedades como la diabetes y las enfermedades autoinmunes. En lugar de adoptar una dieta genérica, se hace hincapié en identificar los alimentos que favorecen la energía vital y aquellos que pueden estar exacerbando los síntomas. Para un paciente con diabetes, por ejemplo, la introducción de alimentos de bajo índice glucémico, como granos integrales y vegetales frescos, ayuda a mantener la estabilidad de los niveles de azúcar en sangre. Asimismo, la reducción de alimentos procesados y ricos en azúcares refinados contribuye a aliviar la carga sobre el sistema metabólico.

Las enfermedades autoinmunes, por su parte, se benefician de una dieta antiinflamatoria, que incluye ingredientes como la cúrcuma, el jengibre y el aceite de oliva virgen extra, conocidos por sus propiedades para reducir la inflamación sistémica. A esto se suma el uso de suplementos naturales como los ácidos grasos omega-3 y probióticos, que no solo mejoran la respuesta inmunológica, sino que también equilibran la flora intestinal, un factor clave en el manejo de estas condiciones. El intestino es considerado el segundo cerebro del cuerpo, y su bienestar influye directamente en el sistema inmunológico, conectando así la salud física con la estabilidad emocional.

La incorporación de técnicas de autocuidado, como la meditación y el mindfulness, forma parte integral de estas estrategias. La meditación guiada ayuda a los pacientes a gestionar el estrés crónico, un factor que a menudo exacerba los síntomas de las enfermedades crónicas. Estudios han demostrado que la práctica regular de la meditación reduce los niveles de cortisol, la hormona del estrés, mejorando así la respuesta del sistema inmunológico y disminuyendo la inflamación. El mindfulness, por su parte, invita al paciente a conectarse con el presente, a observar sus pensamientos y sensaciones sin juicio, creando un espacio interno de calma que favorece la recuperación.

El uso de la fitoterapia también se ha mostrado efectivo como complemento en el tratamiento de enfermedades crónicas. Las plantas medicinales, como la equinácea y el astrágalo, pueden ser utilizadas para fortalecer el sistema inmunológico, especialmente en casos de enfermedades autoinmunes. Asimismo, la valeriana y la pasiflora son útiles para aquellos que sufren de ansiedad crónica, ayudando a regular el sueño y promoviendo un descanso reparador, vital para la regeneración celular. Los terapeutas holísticos guían a los pacientes en el uso adecuado de estas hierbas, asegurando que se integren de manera segura con cualquier tratamiento médico convencional.

En cuanto al manejo del dolor, que es un compañero constante de muchas enfermedades crónicas, la combinación de técnicas manuales con la aplicación de calor y frío puede ofrecer un alivio significativo. Las compresas calientes, cuando se aplican sobre áreas de dolor, ayudan a relajar los músculos y mejorar la circulación sanguínea, mientras que las compresas frías reducen la inflamación en articulaciones inflamadas, como en el caso de la artritis. La acupuntura, al estimular puntos específicos del cuerpo, ha mostrado ser particularmente efectiva para el alivio del dolor crónico, permitiendo la liberación de endorfinas y mejorando la movilidad de los pacientes.

Además, la integración de la terapia emocional juega un papel crucial. La psicoterapia centrada en la aceptación y el compromiso (ACT) ayuda a los pacientes a aceptar la presencia de la enfermedad, sin que esto implique resignación. La diferencia radica en la actitud frente al dolor: se busca que el paciente reconozca y acepte su situación, pero que al mismo tiempo se enfoque en lo que es verdaderamente importante para su vida, encontrando maneras de seguir adelante. Este proceso, apoyado por un terapeuta, fomenta una relación más saludable con el dolor, disminuyendo su carga emocional y, por ende, su impacto en el bienestar general.

El Reiki y otras terapias energéticas, como la limpieza de chakras, se utilizan para restaurar el equilibrio interno y promover la sensación de bienestar. En una sesión de Reiki, el terapeuta canaliza energía hacia el paciente, lo que puede aliviar tensiones y reducir el malestar físico. Para quienes viven con enfermedades crónicas, estas sesiones ofrecen un momento de paz profunda, un respiro en el que el cuerpo y la mente encuentran alivio. A lo largo de las semanas, los pacientes suelen reportar mejoras en su estado anímico y una mayor capacidad para manejar el estrés, lo que se traduce en un mejor manejo de su condición.

La personalización del tratamiento es esencial, y por eso los terapeutas holísticos trabajan en estrecha colaboración con sus pacientes para ajustar cada técnica según la respuesta de su cuerpo. En algunos casos, la integración de la hipnoterapia puede ser útil para tratar el dolor crónico, ayudando a modificar la percepción del dolor en el cerebro. En otros, el uso de terapia con esencias florales, como las Flores de Bach, ayuda a equilibrar las emociones que acompañan a la enfermedad, como la desesperanza o la ansiedad constante. Estas terapias, aunque sutiles, tienen un impacto significativo cuando se aplican de manera consistente y con la guía adecuada.

La importancia de los grupos de apoyo no debe subestimarse. Para muchas personas con enfermedades crónicas, poder compartir sus experiencias en un entorno de comprensión y empatía es un alivio emocional. Las reuniones grupales, donde se comparten técnicas de meditación, respiración y relajación, no solo fomentan el sentido de comunidad, sino que también crean un espacio seguro para explorar y aprender nuevas formas de manejar la enfermedad. En estos grupos, cada historia se convierte en un reflejo, un recordatorio de que, aunque el camino de la sanación es personal, no es necesario caminarlo solo.

Las estrategias integrativas para las enfermedades crónicas son, en última instancia, un llamado a la responsabilidad personal y a la esperanza. Reconocen que la sanación no siempre implica la ausencia total de la enfermedad, sino la capacidad de vivir de manera plena y significativa, a pesar de ella. Al combinar la sabiduría de la medicina tradicional con las prácticas holísticas, se abre un camino hacia un bienestar más profundo, uno que se basa en el autoconocimiento, la autoaceptación y la capacidad innata del cuerpo para buscar el equilibrio cuando se le da la oportunidad. Cada sesión de Reiki, cada práctica de meditación, cada alimento consciente que se elige, es un paso hacia una vida donde la salud y la enfermedad encuentran un punto de coexistencia, permitiendo que el ser recupere su armonía natural.

Capítulo 17
Alivio de Dores

El dolor, aunque es una respuesta natural del cuerpo, puede convertirse en un obstáculo persistente que deteriora la calidad de vida. Comprender cómo abordarlo desde una perspectiva holística permite no solo tratar la molestia física, sino también explorar las raíces emocionales y energéticas que pueden estar contribuyendo a su persistencia. Las terapias manuales se presentan como una forma accesible y efectiva de brindar alivio, promoviendo el equilibrio del cuerpo a través de técnicas que respetan la integridad del paciente y su ritmo de sanación.

Entre las técnicas más utilizadas para el alivio del dolor, la acupresión se destaca por su capacidad de desbloquear los canales energéticos del cuerpo. Similar a la acupuntura, pero sin el uso de agujas, la acupresión consiste en aplicar presión con los dedos sobre puntos específicos del cuerpo, conocidos como meridianos. Cada punto se corresponde con un órgano o una función corporal, y al estimularlos se busca restaurar el flujo de energía vital (Qi). Por ejemplo, aplicar presión en el punto He Gu (LI4), localizado entre el pulgar y el índice, es reconocido por aliviar dolores de cabeza y tensiones en la zona cervical. Esta técnica, aunque sencilla, requiere un conocimiento preciso de los puntos energéticos, y su correcta aplicación puede marcar una diferencia significativa en el manejo del dolor.

Otra técnica que ha ganado popularidad es la reflexología. Basada en el principio de que ciertas zonas del pie, la mano y la oreja corresponden a diferentes órganos y sistemas del cuerpo, la reflexología utiliza el masaje de estos puntos para promover el equilibrio y aliviar tensiones. En el tratamiento del dolor crónico, como el que se presenta en pacientes con artritis o fibromialgia, la reflexología ayuda a mejorar la circulación sanguínea y a reducir la inflamación en las articulaciones. Un terapeuta experimentado puede identificar puntos dolorosos en los pies que indican bloqueos en el flujo energético, trabajando sobre ellos para liberar tensiones acumuladas y, al mismo tiempo, proporcionando un efecto de relajación profunda.

La masoterapia, que incluye una variedad de estilos de masaje como el sueco y el shiatsu, también ofrece un enfoque directo para tratar el dolor muscular y tensional. El masaje sueco, con sus movimientos largos y suaves, es ideal para relajar los músculos tensos y promover la circulación, especialmente en personas que padecen de dolor lumbar o cervical debido a posturas incorrectas. Por otro lado, el shiatsu, una técnica japonesa que aplica presión rítmica a lo largo de los meridianos, ayuda a equilibrar la energía corporal y es particularmente útil para aliviar el dolor asociado al estrés. Al trabajar sobre los puntos de presión, se libera el estancamiento de energía que a menudo se manifiesta como dolor crónico.

Los beneficios del toque van más allá del alivio físico. El contacto humano, a través de un masaje bien ejecutado, activa la liberación de endorfinas, conocidas como las hormonas de la felicidad, que actúan como analgésicos naturales del cuerpo. Este efecto, además de reducir la percepción del dolor, mejora el estado de ánimo del paciente, creando un círculo virtuoso en el que el alivio físico contribuye a un bienestar emocional más profundo. Para quienes enfrentan situaciones de dolor prolongado, como en el caso de los atletas que se recuperan de lesiones o personas con tensiones musculares debido al trabajo de oficina, el masaje regular se convierte en un recurso esencial para mantener la flexibilidad y reducir el riesgo de lesiones recurrentes.

La conexión entre el dolor físico y las emociones es un aspecto que las terapias manuales abordan con sensibilidad. En muchas ocasiones, el dolor se convierte en una manifestación tangible de tensiones emocionales no resueltas. Las técnicas de liberación miofascial, por ejemplo, son útiles para tratar estas tensiones profundas. El cuerpo almacena estrés y emociones en la fascia, una red de tejido conectivo que envuelve los músculos y órganos. La liberación miofascial, mediante una presión sostenida y suave sobre las áreas tensas, ayuda a liberar estas emociones atrapadas, permitiendo que el cuerpo recupere su movilidad y flexibilidad naturales. Esta técnica es particularmente efectiva en personas que, además del dolor físico, experimentan ansiedad o emociones reprimidas, ayudándolas a liberar lo que el cuerpo ha acumulado con el tiempo.

En la práctica del alivio de dolores a través de la terapia manual, el terapeuta holístico se convierte en un guía, acompañando al paciente en su proceso de reconectar con su propio cuerpo. Cada sesión es una oportunidad para escuchar lo que el dolor tiene que decir, entendiendo que no se trata solo de un síntoma a eliminar, sino de un mensaje que el cuerpo está enviando. En este sentido, la comunicación entre el terapeuta y el paciente es fundamental. Un terapeuta atento no solo aplica técnicas, sino que también enseña al paciente a reconocer y gestionar su dolor, brindando herramientas para que continúe su proceso de sanación fuera de la consulta.

Las terapias de calor y frío también desempeñan un papel importante en la reducción del dolor. Las compresas calientes ayudan a relajar los músculos y a mejorar la circulación en áreas con tensiones profundas, mientras que el frío es ideal para reducir la inflamación y el dolor agudo, como el que ocurre después de una lesión deportiva. La alternancia de calor y frío, conocida como terapia de contraste, puede ser aplicada en casa como una forma simple y eficaz de aliviar dolores musculares. Sin embargo, es esencial que los pacientes aprendan a escuchar su cuerpo y a reconocer cuándo una técnica es más apropiada que otra, evitando la aplicación excesiva que podría empeorar la condición.

El automasaje se presenta como una extensión de estas prácticas, empoderando al individuo a participar activamente en su propio proceso de alivio. Utilizar una pelota de masaje para liberar puntos gatillo en la espalda o en los músculos tensos de las piernas puede ser una práctica cotidiana que complementa las sesiones con un terapeuta. Al conocer las técnicas básicas, las personas pueden crear un espacio de autocuidado en su rutina diaria, transformando momentos de dolor en oportunidades para reconectar consigo mismas y aliviar las tensiones acumuladas.

El enfoque holístico del alivio de dolores no solo busca un efecto inmediato, sino que apunta a una recuperación que abarque todos los niveles del ser. Las terapias manuales, al combinarse con técnicas de respiración profunda y una actitud de mindfulness, ayudan a que el alivio sea más duradero. La respiración consciente, realizada durante una sesión de masaje, intensifica la relajación de los músculos y facilita la liberación de tensiones. Al inhalar profundamente, el paciente puede visualizar cómo el aire llega a las zonas de dolor, trayendo consigo la energía renovadora, y al exhalar, libera la tensión acumulada, dejando que el cuerpo se sienta más ligero.

Este enfoque integrativo del manejo del dolor permite que la persona recupere la sensación de control sobre su propio cuerpo, al mismo tiempo que aprende a relacionarse con su dolor de una manera más amable y comprensiva. Cada técnica, cada toque, cada respiración se convierte en un paso hacia una vida con menos dolor y más presencia. Así, el camino de la sanación se vuelve un viaje de autodescubrimiento, en el que el alivio físico va de la mano con una conexión más profunda con la propia esencia.

El masaje terapéutico avanzado es una herramienta poderosa para tratar dolores crónicos y tensiones profundas, y va más allá de las técnicas básicas para adentrarse en métodos que requieren una sensibilidad refinada y un conocimiento profundo de la anatomía y la energía del cuerpo. A través de estas técnicas, no solo se busca el alivio temporal del dolor, sino también la restauración del flujo energético y la liberación de bloqueos emocionales que muchas veces se arraigan en la estructura física del individuo. Cada toque se convierte en una forma de diálogo silencioso con el cuerpo, en el cual se revela la historia de tensiones, traumas y experiencias que afectan el bienestar.

Una de las técnicas más efectivas en este campo es la terapia de puntos gatillo. Los puntos gatillo son nódulos sensibles en las fibras musculares que se generan debido a la tensión y al estrés acumulado. Al aplicar presión sostenida sobre estos puntos, se logra una liberación del tejido que rodea los músculos, permitiendo una mejor circulación sanguínea y un alivio significativo del dolor. Este tipo de masaje es especialmente útil en personas que padecen de dolores de cabeza tensionales, dolor de espalda persistente y rigidez en el cuello y los hombros. La técnica requiere precisión, ya que una presión inadecuada puede resultar contraproducente. Es crucial que el terapeuta sepa cómo ajustar la intensidad y la duración de la presión para cada paciente, respetando el ritmo de su proceso de liberación.

El masaje de tejido profundo, por su parte, se enfoca en las capas internas de los músculos y la fascia. Este tipo de masaje utiliza movimientos más lentos y una presión más intensa para llegar a las áreas donde las tensiones han formado nudos difíciles de deshacer. Es comúnmente utilizado en el tratamiento de lesiones deportivas crónicas, como tendinitis o contracturas musculares, así como en el manejo de la fibromialgia. El terapeuta, al trabajar con el tejido profundo, ayuda a deshacer los patrones de tensión crónica y a restaurar la movilidad natural de los músculos y las articulaciones. Este proceso, aunque puede ser incómodo para el paciente al principio, ofrece un alivio duradero y una sensación de liberación en áreas que antes parecían irremediablemente rígidas.

La terapia cráneo-sacral es otra técnica avanzada que se utiliza para liberar tensiones profundas, especialmente aquellas relacionadas con el sistema nervioso. Esta técnica, desarrollada a partir de la osteopatía, implica un toque extremadamente suave, enfocado en las membranas y el fluido cerebroespinal que rodean el cerebro y la médula espinal. Al trabajar en la zona del cráneo y la columna vertebral, el terapeuta puede liberar restricciones en el sistema nervioso central, lo que tiene un impacto profundo en la relajación del cuerpo y la mente. Pacientes que sufren de migrañas crónicas, trastornos de la ATM (articulación temporomandibular) o estrés postraumático encuentran en la terapia cráneo-sacral un método sutil pero poderoso para restaurar el equilibrio interno. La conexión entre el sistema nervioso y el bienestar físico se vuelve evidente a medida que el cuerpo responde al toque con un relajamiento profundo y una sensación de paz.

La reflexología avanzada no se limita a los pies y las manos; también abarca la auriculoterapia, que es la estimulación de puntos específicos en la oreja que corresponden a distintas partes del cuerpo. Esta técnica es particularmente útil para tratar dolores crónicos que no han respondido a otros métodos, ya que la estimulación de puntos específicos en la oreja puede activar el sistema nervioso autónomo y promover la liberación de endorfinas, proporcionando un alivio natural del dolor. La auriculoterapia se integra con facilidad en sesiones de masaje, permitiendo que el terapeuta aborde el dolor desde múltiples ángulos, ajustando la técnica a las necesidades particulares de cada paciente.

El masaje abdominal, aunque menos conocido, es una técnica poderosa para tratar problemas de salud que se originan en el área del vientre, como el estreñimiento crónico, la hinchazón y las tensiones asociadas a las emociones retenidas en el plexo solar. El abdomen es considerado en muchas tradiciones como el centro de las emociones, y el masaje en esta zona puede liberar tanto tensiones físicas como bloqueos emocionales. A través de movimientos circulares y una presión suave pero firme, el terapeuta puede ayudar a mejorar la digestión, aliviar el dolor menstrual y reducir la ansiedad, al tiempo que facilita una conexión más profunda del paciente con su propio centro emocional.

El masaje linfático, orientado a la estimulación del sistema linfático, es fundamental para aquellos que buscan desintoxicar su cuerpo y reducir la retención de líquidos. Al realizar movimientos rítmicos y suaves sobre las zonas donde se acumulan los ganglios linfáticos, como el cuello, las axilas y la ingle, se facilita la eliminación de toxinas y se mejora la respuesta inmunológica.

Esta técnica es particularmente beneficiosa para personas que han pasado por cirugías, ya que ayuda a reducir la inflamación y acelera el proceso de recuperación. Además, el masaje linfático contribuye a una sensación de ligereza, al liberar el cuerpo de toxinas que se acumulan con el tiempo.

En la práctica del masaje terapéutico avanzado, la intuición del terapeuta desempeña un papel crucial. Aunque el conocimiento técnico es esencial, la capacidad de sentir las necesidades del cuerpo a través del tacto permite adaptar cada sesión al momento presente del paciente. Un terapeuta experimentado sabe cuándo aplicar una presión más profunda y cuándo suavizar el toque, creando un flujo armonioso que facilita la sanación. Esta conexión intuitiva, que se desarrolla con la experiencia y la práctica, transforma la sesión en un encuentro único, donde cada gesto contribuye al proceso de sanación integral.

Las herramientas complementarias, como las ventosas y las piedras calientes, pueden integrarse en las sesiones de masaje avanzado para potenciar sus efectos. Las ventosas, al crear un vacío que succiona la piel, promueven una circulación más intensa en la zona tratada y ayudan a liberar toxinas atrapadas en los músculos. Este método, conocido como cupping, es especialmente efectivo para deshacer contracturas musculares que resisten a las técnicas tradicionales. Las piedras calientes, al ser colocadas en puntos estratégicos del cuerpo, relajan profundamente los músculos, permitiendo que el terapeuta trabaje en profundidad sin necesidad de aplicar tanta presión manual. Estas técnicas, cuando se combinan con el masaje, amplifican el efecto terapéutico y permiten un alivio más profundo y duradero.

El masaje terapéutico avanzado es, en su esencia, un arte que equilibra la ciencia del cuerpo humano con la sensibilidad del toque. Cada técnica, cada presión y cada movimiento busca reconectar al individuo con su capacidad innata de sanación, guiándolo en un proceso donde el cuerpo y la mente se liberan de tensiones acumuladas. Al final de una sesión, el paciente no solo experimenta un alivio físico, sino también una sensación de ligereza emocional, como si cada toque hubiera liberado no solo los músculos, sino también las cargas invisibles que el cuerpo llevaba.

En este camino de sanación, el terapeuta y el paciente se convierten en socios de un viaje hacia el bienestar, donde el toque se transforma en un puente hacia una experiencia más profunda de la vida, libre de las cadenas del dolor persistente.

Capítulo 18
Nutrición Holística

La nutrición holística va más allá de simplemente alimentar el cuerpo; se trata de comprender cómo cada alimento interactúa con nuestra energía vital, nuestro estado emocional y nuestro bienestar general. En este enfoque, los alimentos no se consideran solo como fuentes de calorías, sino como portadores de vida, capaces de equilibrar, sanar y revitalizar el organismo. Cada elección alimentaria se convierte en una oportunidad para nutrir el cuerpo, la mente y el espíritu, estableciendo una conexión más profunda con la naturaleza y sus ciclos.

En el corazón de la nutrición holística se encuentra el principio de la vitalidad de los alimentos. Los alimentos frescos, orgánicos y sin procesar son considerados fuentes puras de energía vital, o prana, que nutren directamente los sistemas energéticos del cuerpo. Frutas y verduras cultivadas de manera orgánica, granos enteros y hierbas frescas son preferidos porque retienen su fuerza vital, la cual se transfiere al organismo al ser consumidos. Esta perspectiva se alinea con antiguas tradiciones, como el Ayurveda y la Medicina Tradicional China, que siempre han destacado la importancia de los alimentos frescos para mantener el equilibrio interno y la salud duradera.

Los alimentos crudos, como vegetales y frutas en su estado natural, juegan un papel esencial en la nutrición holística debido a sus enzimas vivas. Estas enzimas ayudan a la digestión y facilitan la absorción de nutrientes, apoyando al cuerpo en la eliminación de toxinas acumuladas. Incorporar una cantidad equilibrada de alimentos crudos en la dieta diaria puede revitalizar el sistema digestivo, fortaleciendo la energía natural del cuerpo. Sin embargo, el equilibrio es clave, y cada persona debe ajustar su consumo de alimentos crudos según su constitución individual y la estación del año, ya que en climas fríos puede ser necesario incorporar más alimentos cocidos para mantener el calor corporal.

La elección de alimentos también está profundamente influenciada por la temporada y la procedencia de cada ingrediente. La sabiduría de comer de acuerdo a las estaciones se basa en la idea de que la naturaleza nos proporciona exactamente lo que necesitamos para cada época del año. Por ejemplo, en verano, cuando el calor es más intenso, abundan frutas jugosas y ricas en agua, como la sandía y el pepino, que ayudan a refrescar el cuerpo y mantener la hidratación. En invierno, en cambio, la naturaleza nos ofrece raíces y tubérculos más densos, que aportan calor y energía. Esta forma de alimentación no solo es beneficiosa para la salud física, sino que también fortalece la conexión con los ritmos naturales del entorno, promoviendo una vida más armoniosa.

La combinación adecuada de alimentos es otro pilar de la nutrición holística. No todos los alimentos interactúan de manera favorable entre sí, y ciertas combinaciones pueden dificultar la digestión y provocar desequilibrios. Por ejemplo, en la tradición ayurvédica, se recomienda evitar mezclar frutas con otros alimentos pesados como lácteos o proteínas, ya que las frutas tienden a digerirse más rápido. Al comprender cómo los diferentes grupos alimentarios se influyen entre sí, es posible crear comidas que sean más ligeras para el sistema digestivo, permitiendo que el cuerpo asimile mejor los nutrientes y mantenga su equilibrio natural.

El agua, como vehículo de la energía vital, es un componente fundamental en la nutrición holística. Beber agua pura, preferiblemente filtrada y, cuando sea posible, energizada con cristales como el cuarzo, puede transformar una práctica cotidiana en un acto de autocuidado consciente. El agua no solo hidrata, sino que también purifica el cuerpo a nivel energético, eliminando las impurezas acumuladas y promoviendo un flujo de energía más equilibrado. Tomar agua tibia con limón al despertar, por ejemplo, es una práctica sencilla que estimula la digestión y ayuda a desintoxicar el hígado, preparando el organismo para el día que comienza.

La forma en que nos relacionamos con los alimentos también es crucial. La práctica del mindful eating, o alimentación consciente, invita a estar presentes durante cada comida, apreciando el aroma, la textura y el sabor de cada bocado. Comer sin prisas, masticando adecuadamente y tomando pausas, permite que el sistema digestivo funcione de manera óptima y facilita una mejor conexión con las señales de saciedad del cuerpo. Además, la gratitud por los alimentos que consumimos puede cambiar la energía de cada comida, transformándola en un acto de agradecimiento hacia la tierra y el universo por proveernos de los nutrientes necesarios para mantener nuestra vida.

Dentro de la nutrición holística, también se pone énfasis en los superalimentos, aquellos ingredientes con alta densidad de nutrientes que pueden potenciar la energía y la vitalidad del cuerpo. Alimentos como la espirulina, el maca, las semillas de chía y el cacao crudo son considerados verdaderos tesoros naturales por su capacidad para fortalecer el sistema inmunológico, aumentar la resistencia física y mejorar el estado de ánimo. Integrar estos superalimentos en la dieta cotidiana puede ofrecer un impulso adicional de energía y bienestar, especialmente en momentos de estrés o de recuperación física.

Sin embargo, la nutrición holística no se trata de seguir un conjunto rígido de reglas, sino de desarrollar una relación intuitiva con los alimentos y con nuestro propio cuerpo. Es importante aprender a escuchar las señales que el cuerpo nos envía: la sensación de pesadez después de una comida, la necesidad de ciertos sabores o texturas, o incluso la atracción hacia un determinado alimento. Estas señales son guías que nos ayudan a ajustar nuestra dieta de manera que esté alineada con nuestras necesidades personales. En la base de este enfoque está la confianza en la sabiduría interna de nuestro cuerpo para guiarnos hacia lo que realmente nos nutre.

Además, la nutrición holística se preocupa por el impacto de nuestra alimentación en el planeta. Al elegir alimentos locales y de producción sostenible, no solo nutrimos nuestro cuerpo, sino que también contribuimos a la salud de nuestro entorno. Comprar en mercados de agricultores locales, preferir productos libres de pesticidas y reducir el desperdicio de alimentos son formas de honrar la tierra que nos sostiene. Esta conexión entre la alimentación y el cuidado del planeta refleja una visión más amplia de la salud, que abarca tanto nuestro bienestar individual como el de la comunidad global de la que formamos parte.

La nutrición holística, por tanto, nos invita a reconectar con lo esencial: a ver la comida como un acto de amor hacia nosotros mismos y hacia el mundo que nos rodea. No se trata solo de lo que comemos, sino de cómo lo hacemos, de la intención que ponemos en cada elección y del respeto por el proceso natural de la vida. A través de una alimentación que respeta los ciclos naturales, escuchando las necesidades de nuestro cuerpo y honrando la tierra que nos provee, podemos encontrar un camino hacia la verdadera salud y el equilibrio.

En el vasto universo de la nutrición holística, las dietas terapéuticas se presentan como un camino específico y poderoso para apoyar la sanación del cuerpo, restaurar el equilibrio interno y potenciar la energía vital. Estas dietas no solo buscan suplir las necesidades básicas del organismo, sino que se diseñan como una forma de intervenir en procesos de salud específicos, ya sea para combatir inflamaciones, fortalecer el sistema inmunológico o eliminar toxinas acumuladas. En este contexto, la alimentación se transforma en una medicina, sintonizada con las necesidades únicas de cada individuo.

Una de las aproximaciones más comunes dentro de las dietas terapéuticas es la alimentación antiinflamatoria. Las inflamaciones crónicas son muchas veces la raíz oculta de enfermedades complejas, como la artritis, el asma, e incluso algunos trastornos metabólicos. Una dieta antiinflamatoria se basa en el consumo de alimentos ricos en antioxidantes, como frutas y verduras frescas, especialmente aquellas de colores vivos, que contienen fitonutrientes potentes. El uso de especias como la cúrcuma y el jengibre, conocidas por sus propiedades antiinflamatorias, se convierte en un hábito esencial. A su vez, se evita el consumo de alimentos procesados, azúcares refinados y grasas saturadas, que tienden a exacerbar los procesos inflamatorios.

Otra dieta terapéutica relevante es la alimentación alcalina, que se centra en equilibrar el pH del cuerpo, promoviendo un entorno menos ácido y más propicio para la salud celular. La dieta alcalina propone un enfoque centrado en alimentos frescos, como verduras de hoja verde, frutas alcalinas como los cítricos, y el uso de frutos secos y semillas. El objetivo es contrarrestar la acidez generada por el consumo excesivo de carnes, lácteos y productos procesados, que pueden crear un terreno fértil para el desarrollo de enfermedades degenerativas. Al reducir la acidez y promover un estado alcalino, se busca crear un entorno interno donde las células puedan funcionar de manera óptima, aumentando la energía y la claridad mental.

La desintoxicación a través de dietas es otro pilar fundamental en la nutrición holística. Estos regímenes, como las dietas basadas en jugos verdes o ayunos de corto plazo, permiten que el sistema digestivo descanse y que el cuerpo movilice y elimine toxinas. Sin embargo, la clave de un proceso de detoxificación eficaz radica en la personalización. No todos los cuerpos reaccionan de la misma manera a un ayuno o a una dieta líquida, y es esencial que cada plan de desintoxicación esté adaptado a las necesidades individuales. Un detox bien planificado puede incluir una serie de jugos verdes por la mañana, acompañados de caldos de vegetales al mediodía y cenas ligeras, todo con el objetivo de facilitar la eliminación de toxinas sin causar un impacto negativo en el bienestar general.

Para quienes buscan un equilibrio más profundo entre cuerpo y mente, la dieta basada en la alimentación viva, o raw food, ofrece una perspectiva única. Este tipo de dieta se enfoca en consumir alimentos crudos y sin procesar, preservando las enzimas naturales que favorecen la digestión y la regeneración celular. En su esencia, la alimentación viva considera que la cocción destruye gran parte de los nutrientes y la energía vital de los alimentos, por lo que propone una dieta rica en frutas frescas, vegetales, brotes y nueces, todo sin someterse a temperaturas superiores a los 42 grados Celsius. Esta dieta puede ser especialmente revitalizante para aquellos que se sienten fatigados, con falta de vitalidad, y que buscan una forma de reconectar con la pureza de la naturaleza.

En el campo de la sanación digestiva, la dieta baja en FODMAPs ha ganado relevancia, especialmente para quienes sufren de trastornos como el síndrome del intestino irritable (SII). Los FODMAPs son carbohidratos de cadena corta que el intestino delgado no absorbe bien y que pueden causar hinchazón, dolor abdominal y otros síntomas digestivos. Al reducir la ingesta de alimentos que contienen altos niveles de FODMAPs, como ciertos lácteos, legumbres y algunos vegetales, se permite que el sistema digestivo se estabilice y se recupere. Esta dieta debe ser implementada con cuidado y, de ser posible, bajo la supervisión de un profesional de la salud, ya que su objetivo es mejorar la calidad de vida de quienes luchan con condiciones digestivas crónicas.

En la misma línea, la dieta ayurvédica ofrece un enfoque ancestral para equilibrar la constitución individual de cada persona, conocida como dosha (Vata, Pitta, Kapha). Cada dosha tiene características únicas, y la dieta ayurvédica busca armonizar estas energías a través de la elección de alimentos que contrarrestan los desequilibrios específicos de cada constitución. Por ejemplo, una persona con predominancia de Vata, caracterizada por la sequedad y el frío, puede beneficiarse de una dieta cálida y oleosa, rica en sopas y guisos. En cambio, una persona con un desequilibrio de Pitta, asociado con el calor y la inflamación, encontraría alivio en alimentos frescos y calmantes como el pepino y el coco. La dieta ayurvédica no solo nutre el cuerpo, sino que también restaura la conexión con las energías sutiles de la naturaleza.

Al abordar la planificación de dietas terapéuticas, es esencial recordar que cada individuo es único, y lo que funciona para uno puede no ser adecuado para otro. La nutrición holística nos enseña a observar cada cuerpo como un paisaje en constante cambio, que requiere ajustes según su estado de salud, su entorno y sus necesidades emocionales. Un enfoque terapéutico efectivo es aquel que escucha y adapta, integrando el conocimiento de la ciencia con la intuición y el respeto por la individualidad de cada ser humano.

Además de los beneficios físicos, las dietas terapéuticas pueden tener un profundo impacto en la salud emocional y mental. El intestino, muchas veces llamado "el segundo cerebro", es el hogar de una vasta red de neuronas que influyen en el estado de ánimo y el bienestar emocional. Al consumir alimentos ricos en probióticos, como el kimchi o el kéfir, y prebióticos naturales, como el ajo y la cebolla, se promueve un equilibrio saludable en la flora intestinal, lo cual repercute positivamente en el estado anímico y la capacidad de enfrentar el estrés. Una mente tranquila y un cuerpo equilibrado son el resultado de una relación armónica con los alimentos.

La implementación de una dieta terapéutica no debe verse como una restricción, sino como una oportunidad de reconexión con uno mismo y con los procesos naturales de la vida. Adoptar una dieta que respete las necesidades del cuerpo en cada momento es una forma de autocuidado y de amor propio. En lugar de centrarse en las prohibiciones, la nutrición holística invita a descubrir nuevas combinaciones de alimentos, explorar sabores naturales y disfrutar de cada bocado como un acto de gratitud. A través de este enfoque, la comida deja de ser una simple necesidad fisiológica y se convierte en un puente hacia una vida más plena, donde cada elección alimentaria se convierte en un paso hacia la salud y el bienestar integrales.

Capítulo 19
Detox Energético

El detox energético es una práctica ancestral que se basa en la creencia de que, al igual que el cuerpo físico acumula toxinas, nuestro campo energético también puede cargarse de energías negativas, emociones estancadas y influencias externas que afectan nuestro bienestar general. Este capítulo explora el concepto de desintoxicación energética y cómo las prácticas de limpieza pueden restaurar el flujo natural de energía, promoviendo una sensación de ligereza y equilibrio en cuerpo y mente.

La energía que nos rodea y fluye a través de nosotros, conocida en distintas culturas como prana, chi o energía vital, está en constante interacción con el entorno y las experiencias cotidianas. Sin embargo, el estrés, las emociones negativas y los ambientes cargados pueden crear bloqueos o desequilibrios que afectan nuestro bienestar. El detox energético busca restaurar el equilibrio y liberar cualquier carga que pueda interferir con el flujo armónico de esta energía vital.

Una de las técnicas más tradicionales para la desintoxicación energética es el uso de baños de hierbas. En diversas culturas, los baños de hierbas se han utilizado como una forma de limpiar y revitalizar el campo energético, utilizando plantas con propiedades purificadoras, como la ruda, el romero y la lavanda. Cada hierba tiene una vibración particular que puede ayudar a eliminar la negatividad, atraer la calma o promover la claridad mental. Preparar un baño de hierbas es un acto sencillo, pero cargado de intención. Se hierve un puñado de hierbas frescas en agua, se deja reposar y, una vez a temperatura adecuada, se utiliza para el baño. Al sumergirse, se puede visualizar cómo el agua retira las cargas pesadas, dejando una sensación de frescura y renovación.

La práctica de la defumación o uso de humo para limpiar espacios y personas también es ampliamente reconocida en la desintoxicación energética. El uso de incienso, palo santo, o salvia blanca, por ejemplo, no solo purifica el ambiente de impurezas energéticas, sino que también eleva la vibración del espacio, creando un ambiente más propicio para la calma y la meditación. La técnica consiste en encender el incienso o la hierba, dejando que el humo se esparza por el espacio, guiándolo con una pluma o simplemente con las manos, asegurándose de cubrir cada rincón. Al mismo tiempo, se puede recitar una oración o afirmación de limpieza, reforzando la intención de liberar cualquier energía no deseada.

El uso de cristales es otra herramienta poderosa en el proceso de detox energético. Cristales como la amatista, la selenita y la turmalina negra son conocidos por sus propiedades purificadoras y protectoras. La turmalina negra, por ejemplo, es ideal para absorber energías densas, mientras que la selenita es perfecta para elevar la vibración y limpiar el aura. Para realizar una limpieza energética con cristales, se pueden colocar sobre los centros de energía (chakras) o mantenerlos cerca durante la meditación, permitiendo que su vibración sutil armonice y limpie el campo áurico. También se pueden colocar en los ambientes, especialmente en lugares donde se acumule más estrés, como la oficina o la habitación, ayudando a mantener la energía en equilibrio.

La meditación guiada con la intención de desintoxicación es una práctica que complementa de manera profunda estas técnicas. Durante la meditación, se puede visualizar una luz blanca, radiante, que desciende desde el cielo y atraviesa cada parte del cuerpo, limpiando cualquier rastro de energía negativa. Esta luz puede imaginarse como un flujo de agua que arrastra consigo todo aquello que ya no nos sirve, llevándose las preocupaciones, el estrés y las cargas emocionales. Al finalizar, es importante visualizar cómo la luz deja en su lugar una energía renovada, pura y brillante, que recorre cada célula, llenándola de vitalidad.

Otra técnica sencilla pero efectiva es caminar descalzo sobre la tierra, una práctica conocida como grounding o conexión a tierra. Este simple acto nos permite descargar las tensiones acumuladas y restaurar nuestra conexión con la naturaleza. Al caminar sobre la hierba o la arena, la energía del cuerpo se alinea con la frecuencia natural de la tierra, promoviendo un estado de equilibrio. Es un recordatorio de que, al igual que la naturaleza se renueva constantemente, nosotros también podemos liberarnos de lo que ya no necesitamos, permitiendo que la energía vital fluya con mayor libertad.

En el contexto de la terapia holística, el detox energético puede ser una herramienta poderosa para preparar al cuerpo antes de una sesión de sanación, como el Reiki o la acupuntura, ya que permite que la energía circule con mayor fluidez. Los terapeutas que incorporan prácticas de detox en sus sesiones observan que los pacientes se sienten más receptivos y relajados, lo que facilita un trabajo más profundo y efectivo. Para los terapeutas, la limpieza energética de sus propias energías y de los espacios de trabajo es fundamental, ya que así garantizan un entorno limpio y propicio para la sanación.

Sin embargo, es importante recordar que la desintoxicación energética no debe ser vista como una solución mágica, sino como parte de un estilo de vida consciente y equilibrado. La clave está en la constancia y en la intención detrás de cada práctica. Realizar estas técnicas con regularidad y con una mente abierta y receptiva nos permite mantener un estado de armonía interna, enfrentando los desafíos diarios con mayor serenidad y claridad. La desintoxicación energética, más allá de un acto ritual, es una forma de cuidado personal que nos recuerda la importancia de detenernos, respirar y reconectar con nuestra esencia.

Para quienes buscan incorporar estas prácticas de manera cotidiana, es recomendable comenzar con pequeñas acciones, como encender una vela aromática en la noche, tomar unos minutos para un baño de hierbas una vez a la semana, o practicar la meditación guiada al inicio o al final del día. Con el tiempo, estas acciones se convierten en rituales personales que nutren el alma y refuerzan la conexión con el flujo natural de la vida. En cada respiro, en cada pausa, nos permitimos liberar lo viejo y abrir espacio para lo nuevo, cultivando una vida más plena y consciente.

A medida que nos adentramos en las técnicas más avanzadas de detox energético, se amplía la comprensión de cómo la energía fluye no solo en el cuerpo humano, sino también en los espacios que habitamos. Estos métodos permiten realizar una limpieza profunda tanto a nivel personal como en ambientes, propiciando una sensación de renovación completa. En este capítulo, exploraremos prácticas que combinan elementos de sonido, rituales de limpieza y herramientas energéticas que potencian la purificación de la energía.

Uno de los métodos más poderosos de detoxificación energética es el uso de sonidos y frecuencias. En la tradición de la sanación sonora, cada frecuencia tiene la capacidad de resonar con diferentes partes del cuerpo y el campo energético. Las frecuencias binaurales, por ejemplo, se han utilizado para inducir estados de relajación profunda, equilibrio emocional y meditación. Estas frecuencias consisten en la emisión de dos tonos ligeramente diferentes en cada oído, creando una tercera frecuencia que ayuda a sincronizar las ondas cerebrales. Al escuchar estas frecuencias, el sistema nervioso responde, ajustándose a un estado de calma o enfoque, facilitando la liberación de bloqueos energéticos.

Las campanas tibetanas y los cuencos de cristal son otros instrumentos esenciales en el detox energético avanzado. Estos instrumentos producen sonidos que generan vibraciones capaces de limpiar y reequilibrar la energía de un lugar o de una persona. La técnica consiste en tocar suavemente el cuenco mientras se enfoca la intención de limpieza, permitiendo que las ondas sonoras se propaguen y actúen como un bálsamo para las energías densas acumuladas. Al utilizar estos sonidos, se puede visualizar cómo las vibraciones atraviesan el cuerpo, arrastrando consigo cualquier carga energética negativa y restableciendo un flujo armónico.

Otra práctica que se ha popularizado en los círculos de sanación energética es la creación de elixires de cristales. Este método consiste en colocar cristales específicos, como el cuarzo blanco o la amatista, en un recipiente de agua pura durante varias horas, preferentemente bajo la luz solar o lunar. La vibración de los cristales se transfiere al agua, creando un elixir que puede ser utilizado para beber, para rociar sobre el cuerpo o para limpiar espacios. Cada cristal aporta una cualidad específica: la amatista calma la mente y disipa la ansiedad, mientras que el cuarzo blanco amplifica la energía y ayuda a la clarificación. Es fundamental conocer las propiedades de cada cristal y asegurarse de que sean seguros para sumergir en agua, ya que algunos pueden ser tóxicos si se ingieren.

La limpieza de espacios a través de la geometría sagrada es otra técnica que invita a trabajar con símbolos y formas que poseen una resonancia energética particular. Uno de los símbolos más utilizados es la Flor de la Vida, un patrón geométrico que se cree contiene la esencia de la creación. Colocar una imagen de la Flor de la Vida en lugares donde se siente energía densa, como en la entrada de una casa o debajo de una cama, puede actuar como un filtro que restablece la armonía del ambiente. Además, se pueden crear mandalas de cristales en formas geométricas sobre una mesa o en el suelo, utilizando cuarzos, amatistas y citrinos, para potenciar la energía positiva y disipar las vibraciones más bajas.

Las visualizaciones avanzadas también juegan un papel crucial en el detox energético a nivel personal. A través de la visualización, la mente puede dirigir la energía con gran precisión, actuando como un conductor que guía la limpieza de cada célula y espacio de la mente y del cuerpo. Un ejercicio efectivo consiste en imaginar una esfera de luz dorada que comienza en el centro del corazón y se expande lentamente, envolviendo todo el cuerpo. Esta luz, con su calor y suavidad, va quemando las sombras energéticas, dejando en su lugar una sensación de calidez y bienestar. Con cada respiración, la esfera se hace más grande, alcanzando a llenar toda la habitación, purificando el entorno.

En el ámbito de la limpieza de ambientes, el uso de plantas es una práctica sencilla pero profundamente efectiva. Plantas como el aloe vera, la lavanda y el palo santo tienen la capacidad de absorber energías pesadas y purificar el aire. Colocar estas plantas en lugares estratégicos del hogar no solo mejora la calidad del aire, sino que también actúa como un escudo natural contra las vibraciones negativas. El cuidado de estas plantas también es un acto simbólico de cuidado de la propia energía, recordando que la conexión con la naturaleza es esencial para mantenernos en equilibrio.

Además, la técnica del tapping, también conocida como EFT (Emotional Freedom Techniques), puede ser adaptada para una limpieza energética profunda. Esta técnica combina la acupresión con la psicología energética, al golpear suavemente puntos específicos del cuerpo mientras se repiten afirmaciones de liberación. En un contexto de detox energético, se pueden utilizar frases como "libero toda la energía que no me pertenece" o "dejo ir cualquier carga emocional que me impide avanzar". Este proceso no solo ayuda a liberar tensiones acumuladas, sino que también realinea la mente con un estado de bienestar y claridad.

Para los terapeutas holísticos, el dominio de estas técnicas avanzadas de detox energético ofrece una herramienta invaluable para acompañar a sus pacientes en procesos de sanación más profundos. Al incorporar el sonido, la visualización y la conexión con elementos naturales, las sesiones de terapia se convierten en un espacio donde la transformación energética fluye de manera natural y orgánica. Los pacientes no solo experimentan una mejora en su estado físico, sino que también se abren a una comprensión más profunda de sí mismos y del mundo energético que los rodea.

Estas prácticas de detox energético no solo se limitan a los momentos de crisis o desequilibrio; pueden ser adoptadas como un estilo de vida, un ritual diario de conexión y renovación. Incorporar la limpieza energética en la rutina personal nos permite mantener una mente clara, un corazón abierto y un entorno que favorezca el crecimiento y la paz interior. Al aprender a trabajar con estas técnicas, nos convertimos en guardianes de nuestro propio espacio sagrado, capaces de transmutar cualquier experiencia en una oportunidad para renacer con una energía renovada y más luminosa.

Capítulo 20
Bioenergia y Campos Energéticos

La bioenergía es el fundamento invisible que sustenta la vida, un flujo constante y sutil que conecta cada célula, cada pensamiento y cada emoción con el vasto universo. Esta energía, aunque intangible para los sentidos convencionales, se manifiesta a través de los campos energéticos que rodean y penetran nuestro cuerpo, interactuando con el entorno y con los demás seres vivos. En este capítulo, nos adentraremos en el entendimiento de la bioenergía y de los campos energéticos, explorando cómo su equilibrio o desequilibrio impacta en nuestra salud física, emocional y espiritual.

La noción de bioenergía no es nueva; ha sido un concepto central en muchas tradiciones antiguas de sanación. Desde el "Qi" en la Medicina Tradicional China, el "Prana" en el yoga y la Ayurveda, hasta el "Élan vital" de las filosofías occidentales, todos apuntan a una misma realidad: una fuerza vital que anima el cuerpo. Esta energía circula por canales invisibles, nutriendo órganos y sistemas, y su flujo armónico es esencial para mantener el bienestar. Cuando hay bloqueos o desbalances en este flujo, se producen manifestaciones físicas, como enfermedades, dolor y fatiga, o emocionales, como ansiedad y tristeza.

El aura, uno de los conceptos más populares al hablar de campos energéticos, es la manifestación externa de esta bioenergía. Se describe como un campo luminoso que rodea el cuerpo físico, compuesto de diferentes capas que reflejan el estado emocional, mental y espiritual de cada persona. Las capas del aura pueden ser percibidas por personas con habilidades de sensibilidad energética, pero también pueden ser influenciadas y fortalecidas mediante prácticas de meditación y técnicas de sanación energética. Por ejemplo, un aura vibrante y brillante es señal de una salud energética fuerte, mientras que un aura opaca y llena de "agujeros" puede indicar agotamiento y vulnerabilidad a influencias externas.

Comprender los centros energéticos del cuerpo, conocidos como chakras en la tradición india, es fundamental para trabajar con la bioenergía. Cada chakra está asociado a un área específica del cuerpo físico y a determinados aspectos emocionales y mentales. Por ejemplo, el chakra raíz, localizado en la base de la columna, se relaciona con la sensación de seguridad y la conexión con la tierra; el chakra corazón, en el centro del pecho, se asocia con el amor y la compasión. El equilibrio de estos centros energéticos es crucial para que la bioenergía fluya de manera adecuada. Un chakra bloqueado puede llevar a síntomas físicos y emocionales específicos, como la falta de energía o la incapacidad para expresar emociones.

La interacción entre los campos energéticos y el entorno es un aspecto clave de la bioenergía. Cada persona, lugar y objeto posee su propio campo energético, y estos campos se influencian mutuamente. Es común sentir una atmósfera pesada en lugares donde ha habido conflictos, o sentir una conexión inmediata y reconfortante con ciertas personas, debido a la resonancia entre los campos energéticos. Esta sensibilidad, que a menudo llamamos "intuición", es la capacidad innata de percibir estas interacciones energéticas. Aprender a identificar y ajustar la propia energía en relación con el entorno puede mejorar la capacidad de adaptarse a diferentes situaciones y protegerse de influencias negativas.

El estrés y las emociones reprimidas son causas comunes de desequilibrios en el campo energético. Las emociones que no se expresan, como el miedo, la ira o la tristeza, se acumulan en el cuerpo energético, creando bloqueos que dificultan el flujo natural de la bioenergía. Estos bloqueos pueden manifestarse como dolores inexplicables, tensiones crónicas o incluso enfermedades. A través de la práctica de la meditación y la conciencia del cuerpo, es posible detectar estas áreas de tensión energética y trabajar para liberarlas, restaurando el equilibrio interno.

Una técnica sencilla pero poderosa para percibir el campo energético propio es la meditación de escaneo corporal. Consiste en sentarse en un lugar tranquilo, cerrar los ojos y dirigir la atención a cada parte del cuerpo, desde los pies hasta la cabeza. Durante este proceso, se pueden sentir áreas de calor, frío, hormigueo o presión, que son indicativos de cómo fluye la energía en cada región. Este ejercicio no solo ayuda a fortalecer la conexión con la propia bioenergía, sino que también permite identificar las zonas que necesitan más atención y cuidado.

La visualización es otra herramienta útil para trabajar con los campos energéticos. Imagina, por ejemplo, que cada inhalación trae luz dorada que llena el cuerpo, mientras que cada exhalación libera una nube oscura que representa las tensiones y preocupaciones acumuladas. Esta simple práctica ayuda a purificar el campo energético, promoviendo un estado de claridad mental y calma emocional. Las visualizaciones pueden adaptarse a diferentes necesidades, como el fortalecimiento de la autoestima, la protección energética o la recuperación después de un día desafiante.

Para aquellos que desean profundizar en la sanación bioenergética, es útil aprender a sentir la energía de los demás. Esto puede hacerse a través de prácticas como el Reiki, donde las manos se convierten en canales de energía para equilibrar el campo energético de otra persona. En el Reiki, el terapeuta coloca sus manos sobre los chakras del receptor, permitiendo que la energía fluya y trabaje en la restauración del equilibrio. A medida que el terapeuta se vuelve más sensible, puede sentir el calor, el frío o el cosquilleo en sus manos, que indican las áreas donde se necesita mayor atención. Este tipo de trabajo energético es una forma de comunicación profunda que va más allá de las palabras, un diálogo entre las energías que se ajustan y sanan mutuamente.

Los estudios científicos recientes han comenzado a explorar la existencia de estos campos energéticos a través de la bioelectromagnetismo y la resonancia del corazón y el cerebro. Si bien la ciencia moderna aún no ha captado toda la complejidad de la bioenergía, investigaciones sobre la coherencia cardíaca y la influencia del campo electromagnético del corazón han demostrado que nuestras emociones y pensamientos pueden afectar no solo nuestra propia biología, sino también a quienes nos rodean. Esto reafirma lo que las antiguas tradiciones siempre han sabido: que estamos conectados de manera intrínseca, y que el bienestar de uno se refleja y resuena en el colectivo.

Explorar y trabajar con la bioenergía y los campos energéticos no solo nos permite alcanzar un estado de bienestar personal más profundo, sino que también nos capacita para ser agentes de cambio positivo en nuestras comunidades. Al cultivar una energía equilibrada, podemos influir en el ambiente y en las personas con las que interactuamos, creando un círculo de armonía y vitalidad que se expande más allá de nosotros mismos. Es un viaje de autodescubrimiento y de conexión con el todo, donde cada paso en la armonización de nuestro campo energético nos acerca más a la esencia de quienes realmente somos.

La bioenergía, aunque invisible, se siente de manera palpable cuando fluye de manera armoniosa a través de nuestros cuerpos. En el momento en que esta energía se bloquea, el malestar y la enfermedad pueden manifestarse, impactando nuestra salud física, emocional y mental. Este capítulo se sumerge en las técnicas avanzadas para armonizar la bioenergía, brindando herramientas prácticas para restaurar el equilibrio interno y fortalecer el campo energético. Estas técnicas son el resultado de una fusión entre sabidurías ancestrales y un enfoque moderno de sanación, permitiendo a terapeutas y buscadores espirituales acceder a un potencial de sanación profundo.

Una de las técnicas más poderosas para la armonización de la bioenergía es la limpieza áurica mediante el uso de las manos. Este método, que recuerda a la práctica del Reiki, se basa en la percepción de las fluctuaciones energéticas a través de la sensibilidad de las palmas. El proceso comienza con la preparación del terapeuta, que se centra mediante una breve meditación, alineando su propia energía antes de trabajar con la de otra persona. Luego, las manos se pasan suavemente a pocos centímetros del cuerpo del receptor, sintiendo las áreas donde la energía se siente más densa o estancada. Estas áreas son las que requieren mayor atención.

Una vez identificados los bloqueos, el terapeuta puede visualizar la energía oscura o estancada siendo removida y reemplazada por una luz dorada, vibrante y revitalizante. Este enfoque combina el poder de la visualización con la intención de canalizar energía sanadora. Al finalizar, es importante sellar el campo energético del receptor mediante un suave barrido hacia abajo, como si se estuviera alisando un manto invisible alrededor del cuerpo. Esto ayuda a mantener la integridad del campo áurico, evitando que nuevas influencias perturbadoras interfieran con el proceso de sanación.

Otra técnica esencial para la armonización bioenergética es el uso de cristales para la alineación del campo energético. Los cristales, con sus propiedades vibracionales únicas, han sido utilizados durante milenios para apoyar la sanación. El cuarzo transparente, por ejemplo, es conocido por su capacidad para amplificar la energía, mientras que la amatista es ideal para la calma mental y la apertura espiritual. Al colocar cristales sobre los chakras, se puede facilitar el flujo de energía a través de estos centros, restaurando el equilibrio donde se necesita.

Para una sesión de sanación con cristales, se recomienda disponer los cristales en un ambiente tranquilo, sobre una superficie cómoda donde la persona pueda recostarse. El terapeuta puede colocar una piedra específica en cada chakra, comenzando por el chakra raíz con una piedra rojiza, como el jaspe, y terminando en el chakra corona con un cuarzo transparente. La energía de los cristales, en contacto con la energía del receptor, ayuda a disolver bloqueos y a equilibrar los niveles energéticos, potenciando la sensación de bienestar y ligereza.

La meditación guiada para la limpieza energética es otra técnica valiosa que puede ser aplicada tanto individualmente como en grupos. Esta práctica se basa en la visualización de la luz y el uso de la respiración para limpiar y fortalecer el campo energético. Se invita a la persona a cerrar los ojos y visualizar un rayo de luz blanca descendiendo desde el cielo, entrando por la parte superior de la cabeza y recorriendo todo el cuerpo, disolviendo cualquier energía negativa o estancada. Al exhalar, se visualiza que toda la tensión y la oscuridad son liberadas. Esta práctica no solo limpia la energía personal, sino que también refuerza la conexión con la fuente universal de energía, restaurando la paz interior.

El uso de sonidos y frecuencias específicas también desempeña un papel crucial en la armonización de la bioenergía. Instrumentos como los cuencos tibetanos y las campanas de cuarzo son conocidos por su capacidad para alterar la frecuencia vibracional del entorno, creando un ambiente propicio para la sanación. Al hacer sonar un cuenco tibetano cerca del cuerpo, las vibraciones sonoras penetran profundamente, ayudando a liberar bloqueos energéticos y a restablecer el flujo natural de la bioenergía. Las frecuencias de sonido específicas, como la frecuencia de 528 Hz, conocida como la "frecuencia del amor", son particularmente efectivas para la regeneración celular y la elevación del estado de ánimo.

En una sesión de sanación sonora, se puede combinar la vibración de los cuencos con la recitación de mantras, como el "Om", cuyo sonido se considera una representación de la resonancia del universo. Esta combinación crea un espacio donde el cuerpo energético puede realinearse con su frecuencia natural, restaurando la armonía perdida. A medida que el sonido llena el espacio, es común que el receptor experimente una sensación de ligereza y liberación, como si las tensiones acumuladas se desvanecieran al compás de las vibraciones.

Para aquellos que buscan una práctica más activa, la danza energética es una técnica que fusiona el movimiento con la intención de equilibrar la bioenergía. Al moverse libremente, siguiendo la música y las sensaciones internas, el cuerpo tiene la oportunidad de liberar tensiones y de reactivar la circulación de la energía. La danza de los cinco ritmos, por ejemplo, invita a explorar diferentes estados de movimiento, desde lo fluido hasta lo caótico, permitiendo que las emociones se expresen y se transformen. Este enfoque libera la energía estancada en los músculos y en el campo áurico, creando un estado de renovación.

El autotoque terapéutico también es una forma eficaz de armonizar la bioenergía, especialmente para aquellos que buscan un enfoque personal e íntimo. Se trata de utilizar las propias manos para aplicar presión suave en diferentes partes del cuerpo, mientras se visualiza la energía fluyendo con cada toque. Al colocar las manos sobre el corazón o sobre el plexo solar, se puede sentir el calor de las palmas penetrando profundamente, disolviendo la tensión y restaurando el flujo de energía. Este gesto de autocuidado no solo reequilibra la energía, sino que también fortalece la conexión con el cuerpo, ayudando a restablecer un sentido de seguridad y calma.

Es fundamental recordar que la harmonización bioenergética no es un proceso lineal, sino un ciclo continuo de cuidado y atención. La energía fluctúa en respuesta a nuestras experiencias diarias, a los ambientes que frecuentamos y a las personas con las que interactuamos. Aprender a escuchar y a responder a estas fluctuaciones es una habilidad que se cultiva con el tiempo, y cada técnica de armonización se convierte en una herramienta para mantenernos en sintonía con nuestro ser más profundo. Al integrar estas prácticas en la vida diaria, podemos crear un entorno interno de paz y vitalidad que se refleja en todas las áreas de nuestra existencia, irradiando bienestar no solo para nosotros mismos, sino también para quienes nos rodean.

Capítulo 21
Cura Emocional

Las emociones son, en su esencia, energías en movimiento. Sin embargo, cuando estas se reprimen, se bloquean o se mantienen sin expresar durante largos periodos, pueden manifestarse como tensiones físicas, dolencias y trastornos emocionales profundos. La cura emocional, desde una perspectiva holística, implica liberar estas energías atrapadas para restaurar el flujo natural de bienestar en el cuerpo y la mente. Es un proceso de reconexión con las experiencias vividas y con las sensaciones que el cuerpo ha almacenado, a menudo sin que seamos plenamente conscientes de ello. En este capítulo, exploraremos la importancia del toque terapéutico en este proceso, así como las prácticas que permiten acceder a una sanación emocional profunda.

La terapia craniosacral es una de las técnicas más efectivas para liberar tensiones emocionales almacenadas en el cuerpo. Esta práctica se basa en el principio de que el líquido cefalorraquídeo, que rodea el cerebro y la médula espinal, posee un ritmo sutil que puede ser sentido y ajustado por un terapeuta entrenado. A través de un toque ligero y específico en la cabeza, el sacro y otras áreas clave, el terapeuta ayuda a liberar restricciones en el sistema nervioso central, facilitando la liberación de emociones reprimidas y promoviendo un profundo estado de calma.

El poder de la terapia craniosacral radica en su sutileza. Al trabajar con el ritmo interno del cuerpo, el terapeuta no impone cambios, sino que permite que el cuerpo se autoregule y libere las tensiones que ha estado reteniendo. Es común que durante una sesión, el receptor experimente sensaciones de calor, pulsaciones o un suave deslizamiento de tensiones que emergen y se disipan. Algunas personas pueden sentir cómo viejas emociones, como el miedo o la tristeza, emergen a la superficie, para luego ser liberadas de manera natural, dejando una sensación de alivio y ligereza.

Otra técnica poderosa para la cura emocional es la massagem somática, que se enfoca en liberar tensiones musculares profundamente arraigadas que suelen estar conectadas con traumas emocionales. El cuerpo tiene una increíble capacidad para retener memorias a nivel físico. Muchas veces, las experiencias difíciles que no logramos procesar en su momento se almacenan en forma de rigidez, nudos y dolores musculares. La massagem somática se basa en aplicar presión y movimiento sobre estas áreas, al mismo tiempo que se guía al receptor para que respire profundamente y se conecte con las sensaciones que emergen.

La liberación de estas memorias corporales no siempre es un proceso lineal. Puede implicar el surgir de lágrimas, suspiros profundos o incluso movimientos involuntarios del cuerpo, como si éste estuviera liberando aquello que ha guardado durante mucho tiempo. A través de esta práctica, se crea un espacio seguro donde las emociones pueden ser reconocidas y liberadas, sin juicio. El terapeuta, al acompañar de manera empática y presente, actúa como un facilitador de este proceso, guiando al receptor hacia una conexión más profunda consigo mismo y con su historia emocional.

El trabajo con la respiración es otro pilar fundamental en la cura emocional. La respiración, que parece tan simple y automática, es en realidad una poderosa herramienta para liberar bloqueos emocionales. Prácticas como la respiración consciente, la respiración holotrópica y la respiración diafragmática profunda permiten acceder a capas profundas de la psique y del cuerpo. Cuando se respira de manera consciente, llenando el abdomen y expandiendo el pecho, se invita a la energía a moverse libremente, lo que puede traer a la superficie emociones que estaban latentes.

La respiración holotrópica, desarrollada por Stanislav Grof, es particularmente efectiva para explorar el inconsciente y liberar tensiones emocionales profundas. En esta práctica, el individuo respira de manera rápida y profunda durante un periodo prolongado de tiempo, lo que induce un estado de conciencia expandida. En este estado, es común que surjan imágenes, recuerdos y emociones que permiten una comprensión y una liberación profunda. Acompañado de un facilitador, el proceso se convierte en una experiencia de sanación integral que conecta cuerpo, mente y espíritu.

Para complementar estas prácticas, la creación de un entorno seguro y amoroso es esencial. El espacio terapéutico debe ser un lugar donde el receptor se sienta libre de expresar lo que siente, sin temor a ser juzgado. La energía del terapeuta, su actitud de escucha y su presencia, desempeñan un papel crucial en la calidad de la experiencia de cura emocional. El terapeuta no es quien sana, sino el que sostiene el espacio para que el propio cuerpo del receptor encuentre el camino hacia su propia liberación.

La conexión emocional también puede trabajarse a través del tacto consciente. Este tipo de toque no tiene como objetivo manipular o cambiar, sino simplemente estar presente. Cuando se coloca una mano sobre el corazón de una persona y se invita a sentir su latido, o cuando se sostiene su mano en un momento de vulnerabilidad, se está creando un puente entre dos seres. Este puente de conexión, basado en la empatía y la compasión, puede ser profundamente sanador, especialmente para quienes han vivido experiencias de soledad o desconexión emocional.

Además, es importante considerar la integración de estas prácticas con otras formas de expresión emocional, como el arte, la escritura y el movimiento. La escritura terapéutica, por ejemplo, puede ser una herramienta poderosa para dar forma a las emociones y encontrarles un sentido. Al escribir sobre experiencias difíciles, miedos o deseos, se les da un espacio para ser reconocidos y procesados. De manera similar, el arte en forma de pintura, dibujo o danza puede ofrecer una vía de expresión para lo que las palabras no logran capturar.

El camino de la cura emocional no se trata de eliminar el dolor o de olvidar el pasado, sino de transformarlo, de integrarlo en la historia de vida de manera que ya no sea una carga, sino una fuente de sabiduría y de crecimiento. A través del toque terapéutico, de la conexión con el cuerpo y de la expresión emocional, es posible redescubrir la capacidad innata que todos tenemos para sanar desde dentro.

En la práctica de la cura emocional, se reconoce que cada individuo es único, y que las formas en las que se manifiestan y se liberan las emociones varían de una persona a otra. Por ello, el terapeuta debe estar dispuesto a adaptar su enfoque y a escuchar lo que cada cuerpo y cada corazón le revelan. En este camino de sanación, la paciencia, la presencia y la compasión son las herramientas más poderosas, permitiendo que el proceso se desarrolle de manera natural y a su propio ritmo.

Al final, la cura emocional no es un destino, sino un proceso continuo de reconexión con uno mismo, de aceptación y de transformación. Es un viaje hacia el interior, donde cada emoción, por más dolorosa que haya sido, se convierte en una oportunidad para conocer más profundamente la propia esencia y para vivir una vida más plena y consciente.

El arte del toque terapéutico va mucho más allá de una simple técnica manual; se trata de una conexión profunda que permite acceder a las capas más sutiles de la experiencia humana. El toque, cuando es guiado por la intención de sanar, se convierte en un canal para liberar memorias, disolver bloqueos y restaurar la armonía entre cuerpo y mente. En esta parte, profundizaremos en técnicas específicas que utilizan el toque para acceder y liberar recuerdos emocionales almacenados, así como en las herramientas que permiten a los terapeutas guiar a sus pacientes en este proceso con sensibilidad y respeto.

Una de las técnicas clave en el toque terapéutico para la liberación de traumas es la terapia de puntos gatillo. Esta técnica se enfoca en áreas específicas del cuerpo donde se acumulan tensiones crónicas, conocidas como puntos gatillo. Estos puntos suelen ser el resultado de traumas emocionales o físicos que el cuerpo no ha procesado completamente. A través de la presión sostenida y la manipulación cuidadosa de estos puntos, el terapeuta facilita la liberación de la tensión atrapada, permitiendo que el paciente experimente una descarga emocional y física.

El proceso de liberar un punto gatillo puede ser acompañado de una serie de sensaciones intensas, que van desde un dolor agudo hasta una sensación de alivio profundo. Esto se debe a que, al deshacer la tensión, el cuerpo libera emociones que han estado ligadas a esa contracción muscular. El terapeuta, durante este proceso, guía al paciente para que respire profundamente y se permita sentir lo que surge, sin juzgar ni intentar reprimir las sensaciones. Este acto de presencia y acompañamiento permite que el paciente transite la experiencia de manera segura, facilitando una integración profunda de lo que ha emergido.

Otra técnica avanzada es el uso de la biodinámica craneosacral, una variante más sutil de la terapia craniosacral. A diferencia de la técnica tradicional, que se enfoca en manipular el ritmo del líquido cefalorraquídeo, la biodinámica craneosacral trabaja desde la quietud y la escucha profunda de los movimientos internos del cuerpo. El terapeuta utiliza sus manos como si fueran un radar que capta las pulsaciones sutiles de la energía vital, y a través de su presencia permite que el sistema del paciente encuentre su propio equilibrio.

En una sesión de biodinámica craneosacral, el paciente puede experimentar un estado de profunda calma, similar a la meditación. En este espacio de quietud, a menudo surgen memorias emocionales o sensaciones corporales que reflejan la historia de la persona. El terapeuta, al no intervenir de manera activa, permite que el cuerpo del paciente se autoajuste, lo que facilita una liberación natural y suave de las tensiones retenidas. Es un proceso que requiere de gran sensibilidad por parte del terapeuta, ya que cada movimiento y cambio en el cuerpo del paciente es una señal que debe ser escuchada y respetada.

La integración de técnicas de respiración durante el toque terapéutico potencia aún más los efectos de la liberación emocional. Prácticas como la respiración circular y la respiración diafragmática profunda ayudan a que el paciente se mantenga presente en su cuerpo, facilitando que la energía atrapada fluya y se libere. Cuando se aplica presión en un área tensa del cuerpo, el terapeuta puede guiar al paciente a inhalar profundamente y, al exhalar, liberar conscientemente la tensión. Este ritmo de inhalación y exhalación se convierte en una danza entre terapeuta y paciente, donde cada respiración es una oportunidad para soltar un poco más de la carga emocional.

Una de las formas más profundas de trabajar con el toque terapéutico es la liberación miofascial, una técnica que aborda la fascia, la red de tejido conectivo que envuelve y sostiene todos los órganos, músculos y huesos del cuerpo. La fascia, además de su función estructural, tiene la capacidad de almacenar emociones y tensiones. La liberación miofascial se realiza aplicando una presión suave y sostenida sobre las áreas de la fascia que presentan restricciones. Esta presión no solo deshace las contracturas físicas, sino que también libera las memorias emocionales que se encuentran almacenadas en estas capas de tejido.

Durante una sesión de liberación miofascial, es común que los pacientes experimenten sensaciones de calor, hormigueo o incluso revivan recuerdos olvidados. Esto se debe a que la fascia guarda una especie de "memoria corporal" que, al ser liberada, trae a la superficie las emociones asociadas. Es un proceso que puede ser profundo y, en ocasiones, intenso, pero que ofrece una gran sensación de alivio y liberación al ser completado. El terapeuta, con una escucha empática y una presencia atenta, guía al paciente a través de este viaje interior, creando un espacio donde la sanación pueda florecer.

La terapia de toque terapéutico también se puede complementar con el uso de aceites esenciales y esencias florales. Estos elementos, cuando se aplican directamente sobre la piel durante una sesión, potencian los efectos del toque al actuar sobre el sistema nervioso y las emociones. El uso de aceites esenciales como la lavanda, la rosa o el sándalo ayuda a crear un ambiente de relajación profunda, mientras que las esencias florales como el rescate (Rescue Remedy) pueden brindar apoyo emocional durante la liberación de recuerdos difíciles.

El terapeuta puede aplicar los aceites en puntos estratégicos, como los pulsos, la frente o el corazón, y acompañar este proceso con un toque suave y reconfortante. Este enfoque multisensorial permite que el paciente se sienta envuelto en un ambiente de cuidado y contención, lo que facilita la entrega al proceso de sanación.

Un aspecto fundamental en el trabajo del toque terapéutico es el establecimiento de un vínculo de confianza entre terapeuta y paciente. Sin esta conexión, es difícil que el paciente se sienta lo suficientemente seguro como para explorar las profundidades de su ser. El terapeuta debe ser un observador atento y un acompañante presente, dispuesto a adaptarse a las necesidades del paciente y a respetar sus límites en cada momento.

La integración de estas técnicas en la vida cotidiana del paciente es clave para que los efectos del trabajo realizado en la consulta se mantengan en el tiempo. El terapeuta puede enseñar al paciente ejercicios de automasaje, técnicas de respiración y prácticas de mindfulness que le permitan mantener el equilibrio emocional en su día a día. De esta manera, el toque terapéutico no se convierte en una experiencia aislada, sino en una herramienta de autoconocimiento y autocuidado que el paciente puede incorporar como parte de su rutina.

El toque terapéutico, cuando se practica desde la empatía y el respeto, se convierte en un lenguaje silencioso que habla al cuerpo y al alma. Es una forma de recordar al paciente que su cuerpo tiene la capacidad innata de sanarse, y que cada liberación, por pequeña que sea, es un paso más hacia una vida más plena y equilibrada.

Capítulo 22
Reequilíbrio Hormonal

El equilibrio hormonal es fundamental para mantener el bienestar físico, emocional y mental. Las hormonas actúan como mensajeros en el cuerpo, regulando procesos que van desde el metabolismo y el crecimiento hasta las emociones y el estado de ánimo. Sin embargo, el estrés, la dieta inadecuada, la falta de ejercicio, y factores ambientales pueden desestabilizar este delicado sistema. En esta parte, exploraremos métodos naturales para restaurar el equilibrio hormonal, apoyándonos en el uso de plantas, suplementos y ajustes en el estilo de vida, abordando de manera holística problemas como los desequilibrios de la tiroides, la menopausia y el síndrome premenstrual.

El primer paso en el reequilibrio hormonal es comprender cómo cada glándula endócrina contribuye a la armonía general del cuerpo. La glándula pituitaria, la tiroides, las glándulas suprarrenales y las gónadas (ovarios y testículos) son algunas de las principales responsables de la producción de hormonas. En la medicina holística, se enfatiza la importancia de no tratar cada glándula de manera aislada, sino de comprender cómo interactúan entre sí y con el resto del cuerpo. Por ejemplo, el eje hipotálamo-pituitario-adrenal (HPA) juega un papel crucial en la respuesta al estrés, y su desregulación puede llevar a un desequilibrio generalizado que afecta desde el ciclo menstrual hasta la función tiroidea.

Las plantas medicinales, conocidas como adaptógenos, son un recurso valioso en el reequilibrio hormonal. Estas plantas tienen la capacidad de ayudar al cuerpo a adaptarse al estrés y regular los niveles hormonales de forma natural. Entre los adaptógenos más conocidos se encuentran la ashwagandha, el ginseng siberiano y la rodiola. La ashwagandha, por ejemplo, es conocida por su capacidad para reducir los niveles de cortisol, la hormona del estrés, y promover un sueño reparador, lo cual es esencial para el equilibrio hormonal general. La rodiola, por otro lado, ayuda a combatir la fatiga crónica y mejora la respuesta del cuerpo al estrés, siendo especialmente útil para aquellos que experimentan agotamiento suprarrenal.

La alimentación consciente también desempeña un papel central en el equilibrio hormonal. Nutrientes como el magnesio, el zinc y las vitaminas del complejo B son esenciales para la producción y el metabolismo de las hormonas. Alimentos ricos en magnesio, como las semillas de calabaza, el cacao crudo y las verduras de hojas verdes, pueden ayudar a regular el sistema nervioso y a reducir los niveles de cortisol. Asimismo, las grasas saludables, como las que se encuentran en el aguacate, los frutos secos y el aceite de coco, son cruciales para la síntesis de hormonas esteroides, como las sexuales (estrógeno, progesterona y testosterona).

Un aspecto fundamental en la dieta para el equilibrio hormonal es mantener un nivel estable de azúcar en la sangre. Los picos y caídas bruscas de glucosa pueden desencadenar desequilibrios en la insulina, lo que afecta a otras hormonas, como la testosterona y los estrógenos. Por esta razón, es recomendable priorizar una alimentación basada en alimentos de bajo índice glucémico, como las legumbres, los granos integrales y las proteínas de origen vegetal. El uso de plantas como la canela puede ser beneficioso para mejorar la sensibilidad a la insulina y regular los niveles de azúcar en la sangre de forma natural.

El ciclo menstrual, particularmente para las mujeres, es una manifestación clara de la interacción hormonal en el cuerpo. La medicina holística recomienda el uso de plantas como la alchemilla (conocida como manto de la virgen) y el sauzgatillo (Vitex agnus-castus) para regular el ciclo menstrual y aliviar síntomas del síndrome premenstrual (SPM). El sauzgatillo, por ejemplo, actúa sobre la glándula pituitaria, promoviendo la producción de progesterona y ayudando a equilibrar los niveles de estrógenos. Esto resulta especialmente útil para las mujeres que experimentan ciclos irregulares o con síntomas de dominancia estrogénica, como el acné o la sensibilidad mamaria.

Las prácticas de meditación y el manejo del estrés son igualmente importantes para el equilibrio hormonal. La práctica de la respiración consciente, como la respiración diafragmática y el pranayama, ayuda a reducir la actividad del sistema nervioso simpático, que es responsable de la respuesta de "lucha o huida". Al activar el sistema nervioso parasimpático, estas prácticas promueven la relajación profunda, lo que favorece la regulación del eje HPA y, en consecuencia, el equilibrio hormonal. Dedicarse unos minutos cada día a la meditación o a la respiración profunda puede ser un cambio sencillo pero muy eficaz para quienes sufren de desequilibrios hormonales debido al estrés crónico.

En el caso de desequilibrios relacionados con la menopausia, como los sofocos, la irritabilidad y la sequedad vaginal, las plantas fitoestrogénicas son de gran ayuda. La salvia, el trébol rojo y la cimicifuga (cohosh negro) contienen compuestos que mimetizan los efectos del estrógeno en el cuerpo, ayudando a suavizar la transición hormonal que ocurre durante esta etapa de la vida. Estas plantas pueden ser consumidas en forma de infusiones o como suplementos, siempre bajo la guía de un terapeuta especializado para asegurar su uso adecuado.

No se puede olvidar el impacto de los disruptores endocrinos presentes en el entorno, como los pesticidas, los plásticos y los productos de cuidado personal con químicos sintéticos. Estos compuestos pueden interferir con el sistema hormonal, imitando a las hormonas naturales y desregulando su funcionamiento. En un enfoque de equilibrio hormonal holístico, se recomienda optar por productos orgánicos, reducir el uso de plásticos en la cocina y elegir cosméticos y productos de limpieza libres de toxinas. Pequeños cambios en los hábitos diarios pueden tener un gran impacto en la salud hormonal a largo plazo.

El reequilibrio hormonal es, en esencia, un viaje de autoconocimiento y reconexión con el propio cuerpo. Al adoptar prácticas naturales y ajustar el estilo de vida de forma consciente, se permite que el cuerpo recupere su capacidad innata de autorregulación. La clave está en escuchar los mensajes que el cuerpo envía, entender sus necesidades y darle el tiempo necesario para restablecer su equilibrio. Cada planta, cada alimento y cada respiración consciente son aliados en este camino hacia un bienestar integral y sostenido.

El reequilibrio hormonal requiere un enfoque profundo y personalizado, que considere la complejidad de cada individuo y las particularidades de su sistema endócrino. En esta segunda parte, exploraremos métodos avanzados que complementan las técnicas básicas, profundizando en el uso de adaptógenos específicos, dietas especializadas y la incorporación de prácticas meditativas diseñadas para influir directamente en el equilibrio hormonal. Este enfoque integral permite a terapeutas y pacientes crear un plan de bienestar duradero, adaptado a las necesidades únicas de cada etapa de la vida.

Los adaptógenos juegan un papel crucial en la gestión del estrés y la modulación de los sistemas hormonales. La maca peruana, por ejemplo, es un adaptógeno conocido por su capacidad para equilibrar los niveles de estrógeno y testosterona, lo que la convierte en un recurso valioso tanto para hombres como para mujeres. En casos de menopausia, la maca ayuda a aliviar síntomas como los sofocos y la fatiga, mientras que en los hombres puede apoyar la vitalidad y mejorar el estado de ánimo. Para optimizar su uso, se recomienda comenzar con dosis bajas, incrementándolas gradualmente según la respuesta del cuerpo, y siempre bajo supervisión de un profesional.

Otra planta destacada es la raíz de ashwagandha, que tiene la capacidad de regular el cortisol y mejorar la función tiroidea, beneficiando especialmente a personas con hipotiroidismo leve. Esta raíz ha sido utilizada en la medicina ayurvédica durante siglos, y estudios recientes han respaldado su eficacia en la mejora de los niveles de T3 y T4, hormonas esenciales para el metabolismo. Integrar ashwagandha en la rutina diaria, ya sea en forma de cápsulas o polvo, ayuda a restablecer el equilibrio en personas que sufren de estrés crónico y fatiga, dos factores que afectan negativamente la salud hormonal.

La dieta también desempeña un papel esencial en la regulación hormonal, y las dietas especializadas pueden ser una herramienta poderosa para restaurar el equilibrio. La dieta antiinflamatoria, por ejemplo, es particularmente útil para personas con desequilibrios de la insulina y problemas de tiroides. Este enfoque dietético se basa en el consumo de alimentos ricos en antioxidantes, como las bayas, las verduras de hojas verdes y los ácidos grasos omega-3 presentes en el salmón y las semillas de chía. Al reducir la inflamación sistémica, se promueve un entorno interno que favorece la regulación natural de las hormonas.

Otra estrategia dietética avanzada es el uso de la sincronización de macronutrientes para apoyar los ritmos circadianos. Este enfoque implica ajustar la ingesta de carbohidratos, proteínas y grasas a lo largo del día, sincronizando los picos de insulina con la producción de hormonas como la leptina y la grelina, que regulan el apetito y el metabolismo. Por ejemplo, consumir una fuente de proteínas al desayuno ayuda a estabilizar el azúcar en la sangre, mientras que incorporar carbohidratos complejos en la cena puede favorecer la producción de serotonina y melatonina, mejorando la calidad del sueño y, con ello, el equilibrio del cortisol.

Las prácticas meditativas diseñadas para influir en el sistema endócrino constituyen un complemento esencial. La meditación hormonal, una técnica específica que combina visualización guiada con respiración profunda, ha demostrado ser efectiva para estimular la glándula pineal y mejorar la regulación de la melatonina. Esta técnica es especialmente útil para quienes sufren de insomnio o trastornos del sueño, ya que favorece la producción de esta hormona vital para el ciclo de sueño-vigilia. La práctica de la meditación hormonal implica visualizar un flujo de luz blanca que desciende desde la coronilla hasta la base de la columna, ayudando a relajar el sistema nervioso y equilibrar el eje hipotálamo-pituitario.

Además de la meditación, el yoga hormonal es una práctica que combina posturas específicas (asanas) con ejercicios de respiración (pranayama) para estimular las glándulas endócrinas. La postura de la vela (Sarvangasana), por ejemplo, es conocida por su capacidad de estimular la tiroides y mejorar el metabolismo. Integrar esta postura en una práctica de yoga regular, junto con la respiración Ujjayi (respiración victoriosa), ayuda a reducir el estrés oxidativo y a mejorar la respuesta del cuerpo al estrés. El yoga hormonal no solo trabaja en el aspecto físico, sino que también equilibra la energía vital (prana) que fluye a través de los chakras, promoviendo un equilibrio integral.

El uso de aceites esenciales adaptógenos, como el aceite de incienso y el aceite de geranio, también puede ser parte de un protocolo avanzado de reequilibrio hormonal. El incienso, conocido por su capacidad para calmar el sistema nervioso y apoyar la meditación profunda, puede aplicarse en puntos de pulso como las muñecas y el plexo solar. El geranio, por otro lado, es particularmente efectivo para el equilibrio de estrógenos y puede aplicarse diluido en la piel del abdomen en forma de masajes circulares. Estos aceites, utilizados en aromaterapia o aplicados directamente, actúan como moduladores naturales del sistema endócrino.

Para quienes enfrentan desafíos más complejos, como el síndrome de ovario poliquístico (SOP) o la menopausia prematura, los protocolos de suplementación avanzada pueden ser de gran ayuda. El uso de inositol, un suplemento que apoya la sensibilidad a la insulina, ha demostrado ser eficaz para mejorar la ovulación en mujeres con SOP. Combinado con la suplementación de vitamina D y ácidos grasos omega-3, el inositol puede ayudar a regular el ciclo menstrual y reducir los niveles de andrógenos, mejorando los síntomas de manera natural.

La importancia del apoyo emocional en el proceso de reequilibrio hormonal no puede subestimarse. Los estados emocionales y la forma en que gestionamos el estrés diario influyen directamente en la liberación de hormonas como la adrenalina y el cortisol. La terapia de liberación emocional (EFT), una técnica que combina la acupresión con afirmaciones positivas, ayuda a liberar bloqueos emocionales que pueden estar afectando el equilibrio hormonal. Esta técnica, que implica golpeteos suaves en puntos meridianos mientras se repiten afirmaciones, facilita una liberación energética que impacta positivamente en la salud del sistema endócrino.

Cada uno de estos métodos avanzados requiere una adaptación individual y un seguimiento cercano para asegurar que los resultados sean los esperados. La combinación de plantas adaptógenas, ajustes dietéticos, prácticas meditativas y apoyo emocional permite abordar el reequilibrio hormonal desde múltiples ángulos, reconociendo que el bienestar es un proceso dinámico. Al integrar estas herramientas, se promueve no solo la restauración del equilibrio hormonal, sino también una conexión más profunda con el propio cuerpo, un aspecto esencial en cualquier camino de sanación holística.

Capítulo 23
Psicossomática y Enfermedades Emocionales

Las emociones y la mente son fuerzas poderosas que, aunque invisibles, pueden influir profundamente en nuestro bienestar físico. La psicossomática es la puerta de entrada para entender cómo los estados mentales y emocionales pueden manifestarse en el cuerpo, creando desde pequeños malestares hasta enfermedades crónicas. Esta conexión entre la mente y el cuerpo es un eje fundamental dentro de la medicina holística, que busca no solo tratar los síntomas físicos, sino también explorar las raíces emocionales de las dolencias para lograr una sanación completa.

La psicossomática nos muestra que detrás de cada síntoma físico puede esconderse una emoción no resuelta. El estrés, por ejemplo, es uno de los factores más comunes que desencadena reacciones físicas. Cuando una persona vive constantemente bajo presión, su cuerpo libera grandes cantidades de cortisol, la hormona del estrés. Este estado de alerta permanente afecta el sistema inmunológico, haciendo que el cuerpo sea más vulnerable a infecciones y enfermedades. Un ejemplo típico son las personas que sufren de resfriados frecuentes o problemas digestivos recurrentes cuando atraviesan situaciones de tensión emocional. Esto demuestra cómo el cuerpo somatiza aquello que la mente no logra procesar adecuadamente.

El caso de la ansiedad es otro ejemplo claro de cómo las emociones pueden alterar el equilibrio físico. La ansiedad sostenida en el tiempo puede manifestarse a través de palpitaciones, sudoración excesiva, sensación de opresión en el pecho y problemas para respirar. Muchas veces, la raíz de estos síntomas no está en un problema cardíaco o pulmonar, sino en miedos no enfrentados o en la anticipación de situaciones futuras que la persona percibe como amenazantes. En la práctica holística, es crucial ayudar al paciente a identificar esos miedos y a trabajar en ellos mediante técnicas como la respiración consciente, la meditación y el diálogo interno positivo.

Las enfermedades psicosomáticas no solo se limitan a dolencias menores, sino que también pueden ser el origen de padecimientos más graves, como la hipertensión o el síndrome del intestino irritable. El intestino, considerado por muchas tradiciones como nuestro "segundo cerebro", es especialmente sensible a las emociones. La tristeza profunda, la ira reprimida o la ansiedad constante pueden alterar el equilibrio de la flora intestinal, provocando síntomas como la inflamación, el dolor abdominal y problemas de digestión. En estos casos, el tratamiento debe ir más allá de los probióticos o medicamentos, abordando la gestión emocional y la autoexploración para encontrar las causas subyacentes.

Otra manifestación psicosomática común se presenta en el área del sistema musculoesquelético. Las personas que cargan responsabilidades excesivas o que se sienten atrapadas en situaciones difíciles suelen experimentar tensiones en la zona de los hombros y el cuello. Esta rigidez puede llevar a dolores crónicos que, con el tiempo, derivan en problemas de movilidad. En la práctica terapéutica, es útil trabajar con masajes y estiramientos, pero también es vital explorar las emociones detrás de estas tensiones: ¿Qué cargas emocionales está llevando esa persona sobre sus hombros? ¿Qué siente que no puede soltar? Al liberar esas emociones, se facilita la relajación física y la liberación de la tensión.

La depresión es, sin duda, una de las condiciones donde la conexión entre mente y cuerpo se hace más evidente. Las personas que atraviesan estados depresivos prolongados pueden experimentar una disminución de la energía vital, lo que se traduce en fatiga constante, dolores musculares, insomnio o excesiva somnolencia. La falta de motivación y la tristeza intensa afectan la producción de neurotransmisores como la serotonina y la dopamina, esenciales para la sensación de bienestar. Un enfoque holístico para tratar la depresión no puede ignorar estos aspectos biológicos, pero debe complementarse con el trabajo emocional, ayudando al individuo a reconectar con su propósito y su esencia a través de prácticas como la terapia de arte, la expresión creativa y la reconexión con la naturaleza.

Un ejemplo inspirador es el de los pacientes que, al descubrir el origen emocional de su dolor físico, logran transformaciones profundas. En uno de los casos más destacados, una mujer con artritis reumatoide crónica descubrió, a través de sesiones de psicoterapia holística, que su dolor estaba vinculado a una ira reprimida hacia su propia madre, que había acumulado durante años. Al permitir que esas emociones fueran expresadas y sanadas, su condición mejoró notablemente, y el dolor que la había acompañado por décadas disminuyó. Esto no significa que todos los casos de artritis tengan un origen emocional, pero sí nos muestra que, en muchos casos, el cuerpo grita lo que la mente calla.

La práctica de la escritura terapéutica puede ser un aliado valioso en el camino de la psicossomática. Escribir sobre los miedos, las frustraciones y los sentimientos de impotencia permite que las emociones salgan a la superficie y dejen de manifestarse de manera dañina en el cuerpo. Además, esta técnica facilita la autoexploración y la comprensión de patrones de pensamiento que podrían estar alimentando el malestar físico. Al invitar a los pacientes a llevar un diario de emociones, se les brinda una herramienta poderosa para identificar la conexión entre sus experiencias diarias y los síntomas que experimentan.

Para los terapeutas que trabajan con la psicossomática, es fundamental desarrollar una actitud de escucha empática, que permita a los pacientes sentirse seguros al explorar sus emociones más profundas. La confianza en el terapeuta crea un espacio sagrado donde el paciente puede reconocer, sin miedo al juicio, aquellas emociones que ha negado por tanto tiempo. En este proceso, el acompañamiento es esencial para guiar al individuo a través de sus propios laberintos emocionales, encontrando la raíz de su sufrimiento físico.

La psicossomática no busca culpar al individuo por sus enfermedades, sino ofrecerle una nueva perspectiva para comprender su cuerpo y su mente como un todo integrado. Esta visión permite una mayor responsabilidad personal en el proceso de sanación, reconociendo que, aunque no siempre podemos controlar lo que sentimos, sí podemos aprender a gestionar nuestras emociones de forma que no nos dañen. Abordar la enfermedad desde esta óptica implica entender que cada síntoma es una invitación a mirar hacia adentro, a conectar con la esencia de nuestras experiencias emocionales y, en última instancia, a liberarnos del sufrimiento innecesario.

En este capítulo, se ha explorado cómo el estrés, la ansiedad, la tristeza y la ira pueden convertirse en protagonistas de nuestra salud física cuando no se procesan de manera adecuada. A medida que nos adentramos más en el mundo de la psicossomática, descubrimos que la curación holística no solo se trata de tratar el cuerpo, sino de escuchar lo que cada manifestación física intenta revelarnos sobre nuestro ser interior. Este es el primer paso hacia una vida en armonía, donde mente, cuerpo y espíritu se integran en un diálogo profundo y transformador.

Las herramientas de sanación psicossomática permiten adentrarse en el profundo diálogo entre mente y cuerpo, abriendo puertas hacia la comprensión y liberación de emociones reprimidas que afectan la salud física. En este proceso, diversas técnicas como la hipnoterapia, la regresión a vidas pasadas y el uso de afirmaciones positivas se erigen como puentes para desatar los nudos emocionales que limitan el bienestar. Estas prácticas, cuando aplicadas con sensibilidad y comprensión, pueden transformar el modo en que los pacientes enfrentan sus padecimientos, llevándolos hacia una sanación integral.

La hipnoterapia se convierte en un recurso valioso para acceder a las capas más profundas de la mente subconsciente, donde se alojan memorias y patrones emocionales no resueltos. A través de un estado de relajación profunda, el terapeuta guía al paciente a descubrir las raíces de sus malestares físicos, que muchas veces tienen su origen en traumas pasados. En este estado, el individuo puede revivir experiencias significativas y, con la ayuda del terapeuta, resignificarlas para aliviar el sufrimiento que se manifiesta en el presente. Es especialmente útil en el tratamiento de dolores crónicos, migrañas y problemas dermatológicos que no responden a tratamientos convencionales, mostrando cómo las experiencias emocionales se plasman en la piel y el cuerpo.

La regresión a vidas pasadas, aunque controvertida para algunos, ofrece un enfoque interesante para explorar dolores y bloqueos que parecen no tener explicación en la vida actual. Esta técnica parte de la idea de que ciertos patrones emocionales y físicos pueden tener su origen en vivencias de otras encarnaciones. Durante la sesión, el paciente, guiado por el terapeuta, revive escenas de posibles vidas anteriores, identificando emociones intensas que, de algún modo, quedaron impresas en su ser. Aunque no todos quienes practican la sanación holística creen en la literalidad de las vidas pasadas, muchos encuentran en esta técnica una manera poderosa de desbloquear emociones profundamente arraigadas, liberando al cuerpo de una carga que parecía inexplicable.

Las afirmaciones positivas son una herramienta sencilla pero profundamente efectiva en la sanación psicossomática. Estas declaraciones, repetidas con convicción, ayudan a reprogramar la mente subconsciente, reemplazando creencias limitantes que afectan la salud por pensamientos de empoderamiento y bienestar. Por ejemplo, un paciente que sufre de dolores articulares podría beneficiarse de afirmaciones como "Mi cuerpo es flexible y se mueve con facilidad" o "Me libero de las cargas del pasado". La repetición constante de estas frases, junto con la visualización de un cuerpo sano, permite crear nuevas rutas neuronales que favorecen un estado de mayor relajación y apertura al proceso de sanación.

La integración de la respiración consciente y la visualización es otra poderosa técnica para tratar manifestaciones psicossomáticas. La respiración, cuando se realiza de manera profunda y consciente, actúa como un bálsamo que calma el sistema nervioso y disminuye la respuesta de lucha o huida, común en personas que padecen ansiedad y estrés crónico. Un ejercicio sencillo consiste en inhalar profundamente visualizando una luz cálida que envuelve cada parte del cuerpo y, al exhalar, imaginar que se libera la tensión acumulada. Esta práctica no solo facilita la relajación, sino que también permite al paciente conectar con las zonas de su cuerpo que requieren más atención y cuidado, creando un espacio de autoconsciencia.

Para los terapeutas holísticos, es esencial guiar al paciente en el uso de estas herramientas, no como soluciones mágicas, sino como aliados en el proceso de autoconocimiento y sanación. Cada técnica debe ser adaptada a las necesidades individuales, reconociendo que cada persona tiene su propio ritmo y sus propias resistencias emocionales. Así, el trabajo del terapeuta se convierte en el de un acompañante compasivo que, más allá de ofrecer un tratamiento, facilita el descubrimiento de la propia capacidad de sanación del paciente. En este sentido, es vital que el terapeuta cultive su propia práctica de meditación y autoconocimiento, para poder sostener un espacio de sanación genuina y sin juicios.

El uso de la terapia de sonido, a través de instrumentos como cuencos tibetanos o diapasones, también puede complementar el trabajo psicossomático. Las frecuencias sonoras, cuando se aplican en puntos energéticos específicos, ayudan a liberar bloqueos que se encuentran en el campo emocional y que se reflejan en el cuerpo físico. Las vibraciones de los cuencos, por ejemplo, pueden ser sentidas profundamente en la zona abdominal, un área que frecuentemente retiene emociones como el miedo y la ansiedad. Al integrar el sonido con la visualización de liberación emocional, los pacientes pueden experimentar un profundo alivio, como si una bruma pesada se disipara de su interior.

Otra técnica poderosa en el campo de la psicossomática es el tapping, conocido también como EFT (Emotional Freedom Techniques). Esta práctica consiste en la estimulación de puntos de acupuntura mientras se verbalizan las emociones que causan malestar. A través de una serie de golpeteos suaves en áreas como la frente, el mentón y el pecho, se liberan emociones atrapadas en el sistema energético. Esto resulta especialmente eficaz para tratar dolores de origen emocional, como migrañas que se intensifican ante situaciones de estrés. Al verbalizar los sentimientos durante la práctica, el paciente reconoce y valida sus emociones, lo que le permite liberarlas de manera consciente y efectiva.

La conexión mente-cuerpo no puede desvincularse del concepto de la somatización positiva, una práctica menos conocida pero igualmente poderosa. A diferencia de la somatización negativa, que hace que las emociones se expresen en forma de dolencias, la somatización positiva busca que las emociones elevadas, como la gratitud y el amor, se reflejen en el cuerpo como bienestar físico. Para cultivar esta práctica, se recomienda al paciente iniciar un diario de gratitud, donde escriba diariamente tres cosas por las que se siente agradecido. Este sencillo acto, repetido a lo largo del tiempo, ayuda a que el cuerpo asocie la emoción de gratitud con un estado de relajación y bienestar, fortaleciendo el sistema inmunológico y creando una base sólida para la sanación.

En este capítulo, se ha profundizado en el vasto mundo de las herramientas psicossomáticas, revelando cómo cada técnica, desde la hipnoterapia hasta el tapping, puede abrir una puerta hacia la liberación emocional y el alivio del dolor físico. La sanación psicossomática es un viaje hacia lo más profundo del ser, donde el individuo aprende a escuchar las señales de su cuerpo como un lenguaje sutil que le guía hacia una vida más plena y consciente. Con el apoyo adecuado, cada paciente puede descubrir su capacidad innata de transformar el sufrimiento en una oportunidad de crecimiento y autodescubrimiento, sanando no solo su cuerpo, sino también su alma.

Capítulo 24
Insomnio y Trastornos del Sueño

El sueño, ese refugio natural del cuerpo y la mente, se convierte en un anhelo frustrante para aquellos que padecen insomnio y otros trastornos del sueño. Desde la perspectiva de la medicina holística, el sueño no solo es un proceso fisiológico, sino una puerta hacia la regeneración energética, el equilibrio emocional y la restauración de la conexión con el subconsciente. Cuando se interrumpe este ciclo, la energía vital se ve comprometida, afectando tanto el bienestar físico como mental. Para restablecer esta armonía perdida, las terapias alternativas ofrecen un enfoque integrador, centrado en la comprensión de las causas profundas de estos desequilibrios.

La medicina holística sugiere que el insomnio puede ser una manifestación de energías no resueltas que buscan expresarse en la quietud de la noche. La Medicina Tradicional China, por ejemplo, asocia los problemas de sueño con desequilibrios en ciertos meridianos, especialmente aquellos relacionados con el corazón y el hígado. Se considera que el hígado, encargado de procesar las emociones, puede sobrecargarse cuando la ira o el estrés permanecen reprimidos, lo que provoca un estado de agitación interna que impide el descanso. Del mismo modo, el corazón, al estar vinculado a la mente y las emociones, puede verse afectado por preocupaciones y pensamientos circulares, generando despertares nocturnos y una mente inquieta.

Entre las prácticas más efectivas para tratar el insomnio desde una perspectiva holística se encuentran la fitoterapia, la acupresión y la respiración consciente. La fitoterapia ofrece una serie de aliados naturales que ayudan a calmar la mente y relajar el cuerpo. Plantas como la valeriana, la pasiflora y la lavanda son conocidas por sus propiedades sedantes suaves, que inducen un estado de relajación sin causar dependencia. La valeriana, utilizada en infusiones antes de dormir, ha sido reconocida durante siglos como un remedio eficaz para el insomnio. Sin embargo, es importante que cada persona encuentre la planta que mejor se adapte a sus necesidades, ya que la respuesta puede variar de un individuo a otro.

La acupresión, una técnica basada en los principios de la acupuntura pero sin el uso de agujas, se convierte en un recurso valioso para tratar los trastornos del sueño. Mediante la presión aplicada en puntos específicos del cuerpo, se busca desbloquear el flujo de energía y restaurar el equilibrio entre los distintos meridianos. Un punto clásico utilizado para el insomnio es el Anmian, situado detrás de la oreja, cerca del hueso mastoideo. La estimulación de este punto ayuda a calmar la mente y a promover un sueño más profundo. Otra técnica consiste en presionar el punto Yintang, localizado entre las cejas, conocido como el "tercer ojo", el cual ayuda a reducir la ansiedad y la tensión acumulada durante el día.

La respiración consciente es una herramienta fundamental para preparar el cuerpo y la mente antes de dormir. Cuando se practica con regularidad, la respiración profunda y rítmica tiene la capacidad de activar el sistema nervioso parasimpático, responsable de la relajación. Un ejercicio sencillo consiste en la respiración 4-7-8, donde se inhala profundamente contando hasta cuatro, se retiene la respiración hasta siete, y se exhala lentamente contando hasta ocho. Esta técnica no solo alivia el estrés, sino que también prepara al cuerpo para un estado de descanso más profundo y reparador. Aquellos que la practican regularmente reportan una sensación de calma y un sueño más prolongado.

Además de estas prácticas, la aromaterapia se erige como un aliado poderoso en el tratamiento del insomnio. Los aceites esenciales, al ser absorbidos a través del olfato, pueden influir en las áreas del cerebro que regulan el estado de ánimo y el sueño. La lavanda, con su aroma suave y relajante, es uno de los aceites más utilizados para crear un ambiente propicio para el descanso. Se recomienda colocar unas gotas de aceite esencial de lavanda en la almohada o utilizar un difusor antes de dormir, llenando la habitación de una atmósfera serena. Combinada con otros aceites como el de manzanilla y bergamota, la aromaterapia puede convertirse en un ritual nocturno que prepara la mente y el cuerpo para una noche de sueño reparador.

Desde una perspectiva espiritual, el insomnio puede ser visto también como una invitación del alma para explorar aspectos no resueltos de la vida interior. En la quietud de la noche, sin las distracciones del día, surgen pensamientos, recuerdos y emociones que piden ser escuchados. En este contexto, mantener un diario de sueños y pensamientos nocturnos puede ayudar a identificar patrones recurrentes y emociones no procesadas que contribuyen a la falta de sueño. Escribir antes de acostarse permite descargar la mente de preocupaciones y liberar aquellas emociones que, si no son expresadas, se convierten en una carga que impide el descanso.

El uso de técnicas de visualización antes de dormir también ha demostrado ser efectivo para inducir un estado de tranquilidad. La visualización de un paisaje sereno, como una playa tranquila o un bosque lleno de luz suave, ayuda a la mente a desprenderse de las preocupaciones cotidianas y a relajarse profundamente. Este ejercicio puede combinarse con una meditación guiada enfocada en la respiración, permitiendo que cada inhalación lleve paz al cuerpo y que cada exhalación libere la tensión acumulada. A través de estas prácticas, se crea un puente entre el estado de vigilia y el mundo onírico, facilitando una transición suave hacia el sueño.

Para quienes sufren de despertares nocturnos, la práctica de una breve meditación de escaneo corporal puede ser especialmente útil. Esta técnica, que consiste en recorrer mentalmente cada parte del cuerpo, desde la cabeza hasta los pies, ayuda a relajar cualquier tensión residual que se haya acumulado durante el sueño. Es importante realizar este escaneo con una actitud de observación, sin intentar forzar la relajación, simplemente notando las sensaciones en cada parte del cuerpo. Con el tiempo, este ejercicio no solo favorece el retorno al sueño, sino que también permite desarrollar una mayor consciencia corporal, clave en el proceso de autoconocimiento y sanación.

En este capítulo, se ha explorado la riqueza de enfoques holísticos para abordar el insomnio y otros trastornos del sueño, desde la sabiduría de las plantas medicinales hasta el poder de la respiración y la visualización. La medicina alternativa nos recuerda que el sueño es más que una necesidad fisiológica: es un viaje hacia el reencuentro con nuestro ser interior, un espacio donde el cuerpo y el alma se renuevan. A través de estas prácticas, cada individuo puede redescubrir el descanso como un arte, un acto sagrado que nos conecta con la paz profunda que reside en nuestro interior. En la búsqueda de un sueño reparador, la integración de estas técnicas ofrece una esperanza renovada para aquellos que anhelan volver a abrazar la serenidad de la noche.

En la oscura quietud de la noche, donde la mente se aquieta y los ritmos del cuerpo se alinean con la cadencia natural del universo, se abre la oportunidad de sumergirse en el arte de inducir un sueño profundo y reparador. Sin embargo, para aquellos cuya mente se mantiene agitada, el insomnio se presenta como una barrera casi infranqueable. Las técnicas avanzadas para la mejora del sueño buscan no solo inducir el descanso, sino crear un ambiente integral donde la mente, el cuerpo y el espíritu puedan armonizarse en un ritmo común.

El uso de frecuencias binaurales ha emergido como una de las herramientas más efectivas para alcanzar estados de relajación profunda. Las frecuencias binaurales funcionan mediante la emisión de dos tonos ligeramente diferentes en cada oído, lo que genera una tercera frecuencia que resuena en el cerebro. Dependiendo de la diferencia entre estas frecuencias, se puede inducir un estado de vigilia, relajación o incluso sueño profundo. Las frecuencias de 2 a 4 Hz, conocidas como ondas delta, son especialmente útiles para fomentar el sueño profundo y la regeneración celular. Integrar este tipo de sonido en la rutina nocturna, a través de audífonos, puede facilitar la transición entre la vigilia y el descanso, ayudando a aquellos que encuentran difícil desconectar su mente al final del día.

La aromaterapia, que ya ha demostrado su efectividad en el capítulo anterior, se puede profundizar con la creación de sinergias específicas para el sueño. Una sinergia es una mezcla de varios aceites esenciales que, al combinarse, potencian sus propiedades terapéuticas. La combinación de lavanda, cedro y ylang-ylang, por ejemplo, no solo relaja el sistema nervioso sino que también crea una atmósfera envolvente que calma la mente y el espíritu. Los aceites pueden ser aplicados mediante un difusor en la habitación o, de manera más íntima, a través de un masaje en los puntos de acupresión antes de dormir, como el mencionado Anmian. Este toque personal transforma el momento de preparación para el sueño en un ritual de autocuidado.

La creación de un ambiente propicio para el sueño va más allá de la utilización de técnicas específicas; se trata de diseñar un espacio que invite a la calma. La terapia con luz juega un papel fundamental en la regulación del ciclo circadiano, especialmente en un mundo moderno donde la exposición a la luz artificial afecta la producción de melatonina, la hormona del sueño. Se recomienda reducir la exposición a luces azules de pantallas electrónicas al menos una hora antes de dormir, y en su lugar, optar por luces cálidas, que imitan el tono del atardecer. Además, la incorporación de lámparas de sal del Himalaya en la habitación puede ayudar a purificar el aire y emitir una luz tenue que favorece un estado de relajación.

Para aquellos que buscan una conexión más profunda con el descanso, el yoga nidra se presenta como una práctica ancestral que combina la meditación guiada con la relajación profunda. El yoga nidra, conocido como el "sueño del yogui", guía al practicante a través de un recorrido por el cuerpo y la mente, alcanzando un estado de conciencia entre el sueño y la vigilia. Durante esta práctica, se guía al cuerpo a un estado de inmovilidad y la mente a un foco suave y relajado, permitiendo que las tensiones acumuladas se disuelvan. Se ha demostrado que

30 minutos de yoga nidra pueden equivaler a varias horas de sueño profundo, ofreciendo una regeneración no solo física, sino también energética y mental.

En este contexto, las rutinas de relajación guiada se convierten en aliadas invaluables para quienes sufren de insomnio crónico. Una rutina de relajación efectiva debe comenzar con una serie de respiraciones profundas, seguidas por un escaneo corporal consciente, donde se observa cada área del cuerpo sin juicio, permitiendo que la tensión se libere. A esto se le puede sumar una visualización guiada, donde la persona se imagina caminando por un bosque tranquilo, sintiendo la brisa suave y escuchando el murmullo de un arroyo cercano. Estas imágenes mentales, cargadas de símbolos de serenidad, ayudan a reconectar la mente con un estado natural de calma, preparando el camino hacia un sueño reparador.

El uso de técnicas de tapping, también conocido como Técnica de Liberación Emocional (EFT), puede ser un complemento valioso para aliviar el estrés que interfiere con el sueño. El tapping combina la acupresión con la afirmación positiva, y consiste en golpear suavemente con las yemas de los dedos ciertos puntos de los meridianos mientras se repiten frases de autoaceptación. Esto ayuda a liberar bloqueos emocionales que pueden estar interfiriendo con la capacidad de relajarse antes de dormir. Realizar una sesión breve de tapping antes de acostarse puede preparar tanto la mente como el cuerpo para un descanso profundo, liberando el estrés acumulado durante el día.

Otra práctica de gran poder en la búsqueda de un sueño restaurador es la creación de un diario de gratitud. Este diario, llevado a cabo cada noche antes de dormir, consiste en anotar al menos tres cosas por las que se siente agradecido en el día. Este ejercicio no solo ayuda a redirigir la mente hacia pensamientos positivos antes de acostarse, sino que también cambia la frecuencia vibracional del individuo, permitiendo que la mente se aquiete y se enfoque en lo que ha sido bueno y valioso. Este cambio de perspectiva genera una sensación de paz interior que es fundamental para un sueño profundo y reparador.

Desde un punto de vista más espiritual, se recomienda la oración o la meditación sobre un mantra antes de dormir. La repetición de un mantra, como el tradicional "Om Mani Padme Hum", tiene un efecto calmante sobre la mente, permitiendo que las preocupaciones se desvanezcan en el ritmo repetitivo de la recitación. En este acto, la persona se conecta con algo más grande que sus propias preocupaciones diarias, permitiendo que la paz se instale en su corazón antes de entregarse al sueño. La espiritualidad se convierte así en un refugio, un espacio donde el alma se siente segura para descansar.

El enfoque holístico para el tratamiento de los trastornos del sueño propone un camino que va más allá de los métodos convencionales. Al integrar la sabiduría de las antiguas prácticas de meditación, la ciencia de las frecuencias vibracionales y el poder de la naturaleza a través de los aceites esenciales, se crea una sinergia que promueve no solo el descanso, sino una profunda sanación interior. El sueño se convierte en un portal hacia la restauración del ser, una oportunidad para que el cuerpo, la mente y el espíritu se alineen y se preparen para un nuevo día lleno de energía y vitalidad. En la búsqueda de un sueño reparador, estas prácticas avanzadas se revelan como un mapa, guiando a cada persona de regreso a ese espacio sagrado donde reside la verdadera calma.

Capítulo 25
Salud Energética

La relación entre la alimentación y la energía vital es un vínculo profundo, tejido a través de los ciclos naturales de la vida y la conexión que cada ser humano tiene con su entorno. Cuando se come, no solo se ingieren nutrientes, sino que se asimilan energías que provienen de la tierra, del sol y del agua, cargadas de la fuerza vital que sustenta toda forma de vida. Esta perspectiva nos invita a ver la comida más allá de su valor calórico o nutritivo, percibiendo cada alimento como un transmisor de vibraciones y energías que, al ser integradas en nuestro organismo, afectan nuestra salud física, mental y espiritual.

El concepto de mindful eating, o alimentación consciente, es una puerta hacia esta comprensión más profunda. Se trata de un enfoque que invita a comer con plena atención, reconociendo cada bocado, cada textura, cada sabor. Es un acto de conexión con el presente, donde el ritmo frenético de la vida moderna se pausa para dar lugar a la observación del acto de nutrirse. En este proceso, la persona se convierte en consciente de las señales que su cuerpo emite, reconociendo el momento de la saciedad y apreciando los alimentos como una forma de gratitud hacia la vida misma. Esto no solo mejora la digestión al comer de forma más lenta y deliberada, sino que también permite una mejor asimilación de los nutrientes, generando un impacto positivo en la energía general del cuerpo.

Los alimentos frescos y orgánicos, libres de pesticidas y aditivos químicos, contienen una energía vital que se pierde en los procesos de industrialización y manipulación. Estos alimentos conservan la prana, la energía vital que fluye a través de todas las formas vivas. Consumir alimentos que han sido cultivados de manera natural, respetando los ciclos de la tierra, es una manera de integrar esa energía a nuestro ser. Alimentos como frutas y verduras de estación, legumbres recién cosechadas y granos enteros, actúan como catalizadores de la vitalidad. Estos alimentos no solo aportan vitaminas y minerales, sino que también traen consigo la energía del sol, de la tierra y del agua que nutrieron su crecimiento.

Cada color en los alimentos tiene un impacto particular sobre los chakras, los centros de energía del cuerpo. Por ejemplo, los alimentos rojos, como los tomates y las fresas, se asocian con el chakra raíz, fortaleciendo la conexión con la tierra y el sentido de seguridad. Los alimentos de color verde, como las espinacas y el brócoli, están relacionados con el chakra del corazón, promoviendo la apertura emocional y la compasión. De esta forma, al incorporar una dieta rica y variada en colores, no solo se asegura una amplia gama de nutrientes, sino que también se equilibra la energía a través de los diferentes centros energéticos.

El agua, el elemento primordial de la vida, también juega un papel fundamental en la salud energética. El agua pura y filtrada tiene la capacidad de limpiar y revitalizar el cuerpo, actuando como un vehículo que transporta la energía a través de las células. Beber agua con consciencia, incluso bendecirla antes de tomarla, es una forma de transformar un acto cotidiano en un ritual de autocuidado. El agua se convierte entonces en un canal para la energía vital, renovando el flujo y ayudando a liberar toxinas tanto físicas como energéticas.

En este camino hacia una salud energética equilibrada, es esencial prestar atención a la procedencia de los alimentos. Los productos locales y de temporada no solo son más frescos y sabrosos, sino que también resuenan con las necesidades energéticas de nuestro cuerpo según el lugar y el momento del año. En invierno, por ejemplo, el cuerpo necesita alimentos más cálidos y energéticos como caldos y legumbres, mientras que en verano, los frutos frescos y las ensaladas ligeras ayudan a mantener la frescura interna. Al alinear nuestra alimentación con los ciclos de la naturaleza, nos sincronizamos con el ritmo de la vida misma, promoviendo un estado de armonía interna.

La salud energética no se limita a la elección de alimentos, sino también a la forma en que estos son preparados y consumidos. La cocina puede convertirse en un espacio de meditación activa, donde cada ingrediente es tratado con respeto y cada plato se prepara con la intención de nutrir el cuerpo y el espíritu. Cocinar sin prisas, disfrutando del proceso y reconociendo el valor de cada alimento, transforma la experiencia de comer en un acto de amor hacia uno mismo y hacia los seres con quienes compartimos la mesa.

Este enfoque holístico nos recuerda la importancia de los alimentos vivos, aquellos que están llenos de enzimas y vitalidad, como los brotes y los fermentos. Los alimentos fermentados, como el kéfir, el chucrut y el miso, no solo benefician la flora intestinal, sino que también ayudan a mantener un equilibrio energético, ya que son alimentos en constante transformación, llenos de vida. Incorporar estos alimentos a la dieta contribuye a la creación de un microbioma sano, que a su vez mejora la digestión, fortalece el sistema inmunológico y eleva la energía vital.

La alimentación consciente no es una dieta restrictiva, sino una forma de vida que nos invita a reconectar con la sabiduría de nuestros antepasados, quienes conocían el poder sanador de la naturaleza. Se trata de reconocer que cada alimento que entra en nuestro cuerpo es una oportunidad para nutrirnos de la mejor forma posible, de elegir conscientemente lo que nos hace bien, y de agradecer a la tierra por el sustento que nos ofrece. Esta perspectiva holística nos lleva a ver la comida como una medicina, una herramienta para elevar nuestra frecuencia vibracional y mantener un flujo constante de energía que nos permita enfrentar cada día con vitalidad y equilibrio.

Así, la salud energética se convierte en un pilar fundamental para una vida plena, donde la conexión con los alimentos se convierte en un acto de autocuidado y respeto hacia nosotros mismos. Es en esta relación renovada con la comida, en la atención plena de cada bocado y en la elección consciente de lo que nos nutre, donde reside la clave para mantener una energía vibrante y un cuerpo que refleja la armonía interna. Al cultivar esta relación con la alimentación, nos acercamos a un estado de bienestar que trasciende lo físico, alcanzando la verdadera plenitud de ser.

La dieta puede ser un puente entre el estado físico y la salud espiritual. No solo proporciona el combustible necesario para nuestras funciones corporales, sino que, cuando seleccionamos los alimentos con intención, actúa como una herramienta para elevar la energía vital y fomentar la armonía interna. Las dietas energéticas son aquellas que no solo nutren el cuerpo, sino que también se enfocan en mantener y aumentar el flujo de energía vital (prana, Qi) en el organismo, promoviendo un estado de equilibrio integral.

Al explorar las dietas energéticas, se destacan enfoques como la alimentación viva, que incluye alimentos frescos y crudos, ricos en enzimas naturales y prana. Los alimentos vivos, como brotes, germinados y vegetales crudos, son particularmente valorados por su alto contenido de energía vital, que se pierde parcialmente al cocinar los alimentos. Estos elementos vivos son considerados verdaderas fuentes de vitalidad, ya que su consumo ayuda a elevar la frecuencia vibracional del cuerpo, mejorando la claridad mental y la conexión espiritual.

Otro enfoque relevante dentro de las dietas energéticas es la dieta antiinflamatoria. Esta propuesta se basa en reducir el consumo de alimentos que pueden desencadenar inflamación a nivel celular, como los productos procesados, las carnes rojas y los azúcares refinados. En su lugar, se priorizan alimentos ricos en antioxidantes y ácidos grasos esenciales, como frutas frescas, vegetales de hojas verdes, nueces y semillas, y aceites saludables como el aceite de oliva y el de lino. Este tipo de alimentación no solo contribuye a la salud física al reducir los procesos inflamatorios, sino que también crea un entorno interno propicio para un flujo energético suave y constante.

Las dietas detox, por su parte, tienen un enfoque particular en la eliminación de toxinas del organismo. A través de la ingesta de jugos de frutas y vegetales frescos, infusiones herbales y alimentos ligeros, estas dietas buscan desintoxicar el cuerpo y darle un respiro de las cargas acumuladas. Al liberar las toxinas, el cuerpo experimenta una sensación de renovación, y la mente también se beneficia, ya que se despeja la niebla mental y se promueve una mayor claridad y concentración. Sin embargo, estas dietas deben ser abordadas con respeto y bajo la guía adecuada, ya que un detox demasiado agresivo puede desequilibrar en lugar de armonizar.

Para personalizar un plan alimentario acorde a las necesidades energéticas de cada individuo, es fundamental considerar su biotipo, una perspectiva que se encuentra en la sabiduría de sistemas como la Ayurveda. En la tradición ayurvédica, cada persona tiene una constitución específica, un dosha predominante (Vata, Pitta o Kapha), que determina su forma de interactuar con los alimentos. Por ejemplo, una persona con predominancia Vata, que tiende a la ligereza y a la frialdad, se beneficiará de alimentos más cálidos y pesados, como sopas y guisos, mientras que un individuo Pitta, con tendencia al calor interno, se sentirá más equilibrado con alimentos frescos y jugosos.

Así, la personalización de los planes alimentarios requiere un enfoque que respete las particularidades de cada individuo, considerando no solo sus necesidades físicas, sino también su naturaleza energética. Esto implica escuchar al cuerpo y observar cómo reacciona ante diferentes alimentos. Es un proceso de autoconocimiento donde cada alimento consumido es una oportunidad para sintonizar con las necesidades internas, ajustando la dieta según las señales que el cuerpo emite.

La elección de superalimentos, como la espirulina, el cacao crudo, el jengibre y la cúrcuma, también desempeña un papel importante en las dietas energéticas. Estos alimentos, reconocidos por su densidad nutricional y su capacidad para elevar la energía vital, pueden ser incorporados en la dieta diaria de manera sencilla, añadiéndolos a batidos, infusiones o platos principales. Por ejemplo, la espirulina es conocida por su alto contenido de clorofila, que ayuda a oxigenar las células y a promover un estado de energía sostenida. La cúrcuma, con su poder antiinflamatorio, no solo fortalece el sistema inmunológico, sino que también actúa como un purificador de la sangre, promoviendo un flujo energético limpio.

Una práctica esencial para potenciar cualquier plan alimentario es la bendición de los alimentos antes de consumirlos. Este acto, simple pero profundo, permite conectar con la esencia de los alimentos, agradeciendo la energía que aportan a nuestro ser. Bendecir los alimentos no solo es un gesto de gratitud, sino que también ayuda a elevar su vibración, haciéndolos aún más nutritivos a nivel energético. En muchas tradiciones, este acto es una forma de recordar la interconexión con la naturaleza y el universo, reconociendo el ciclo de la vida que nos permite recibir ese sustento.

Al diseñar un plan alimentario personalizado, también es importante considerar el ritmo de vida y el entorno de cada persona. En un mundo acelerado, donde el estrés puede fácilmente desestabilizar el equilibrio energético, los alimentos deben ser aliados en la búsqueda de la calma y la estabilidad. Alimentos como la avena, el plátano y las nueces, que son ricos en magnesio y triptófano, pueden ayudar a reducir la ansiedad y mejorar la calidad del sueño. Asimismo, incluir pausas conscientes durante el día para disfrutar de una comida en silencio y conexión con uno mismo, se convierte en una forma de meditación activa.

La temporada también juega un papel crucial en la elección de alimentos, ya que la naturaleza proporciona lo que el cuerpo necesita en cada estación. En invierno, las raíces como la zanahoria y el nabo, que crecen bajo la tierra, ofrecen una energía que nos conecta con el calor interno y nos ayuda a mantenernos enraizados. En primavera, los brotes y las hierbas frescas nos invitan a un renacimiento interno, limpiando y revitalizando el cuerpo. Seguir este ritmo natural permite alinear nuestra energía con los ciclos de la tierra, lo que resulta en una mayor armonía y bienestar.

La clave de un plan alimentario verdaderamente energético radica en la flexibilidad y la escucha interna. No se trata de seguir reglas rígidas, sino de crear una relación fluida con la alimentación, donde cada decisión se basa en el respeto y el amor por uno mismo. En este proceso, el cuerpo se convierte en un guía sabio que nos señala qué es lo que necesitamos en cada momento. Al integrar estas prácticas de forma consciente, se logra una dieta que no solo nutre el cuerpo, sino que también alimenta el alma, fomentando un estado de equilibrio y vitalidad que trasciende lo físico.

La creación de un plan alimentario energético y personalizado no es una tarea rápida ni sencilla, pero sus beneficios se extienden profundamente en la vida de quien lo adopta. Al comprender que la comida es una de las formas más poderosas de transformar nuestra energía, se abre una puerta hacia un bienestar integral, donde cada elección alimentaria se convierte en un acto de amor propio y de conexión con el universo. En esta perspectiva, la alimentación deja de ser una necesidad básica y se transforma en un sendero hacia la sanación y la plenitud.

Capítulo 26
Terapias Complementarias en el Tratamiento del Cáncer

El cáncer, en sus múltiples formas, representa un reto no solo para la medicina convencional, sino también para las prácticas holísticas y complementarias. Ante la intensidad de los tratamientos convencionais, como la quimioterapia y la radioterapia, que tienden a debilitar el cuerpo y la mente, las terapias complementarias se ofrecen como un apoyo valioso para recuperar el equilibrio perdido. No se trata de sustituir la medicina tradicional, sino de integrarla con métodos que puedan fortalecer el cuerpo y, especialmente, la mente y el espíritu, que a menudo se ven profundamente afectados durante el proceso de lucha contra esta enfermedad.

El papel de las terapias complementarias en oncología es fortalecer al paciente desde una perspectiva integral, aportando bienestar físico, emocional y espiritual. La meditación se convierte en una de las herramientas fundamentales en este camino. A través de prácticas simples de atención plena (mindfulness) y meditación guiada, el paciente aprende a encontrar momentos de calma en medio de la tormenta emocional que muchas veces trae consigo el diagnóstico. Estos momentos de paz pueden ser cruciales para reducir la ansiedad, mejorar la calidad del sueño y, sobre todo, para generar un espacio interior donde la esperanza y la aceptación puedan florecer.

El Reiki, con su enfoque en la canalización de la energía universal, se presenta como otra herramienta poderosa en el acompañamiento de pacientes oncológicos. A través de sesiones de Reiki, los pacientes pueden experimentar una sensación de alivio profundo, que no solo reduce el dolor físico, sino que también ayuda a liberar bloqueos emocionales. La energía del Reiki, al fluir suavemente a través del cuerpo, permite que el paciente se reconecte con su propio poder de sanación, despertando una fuerza interna que muchas veces se ve opacada por el miedo y la incertidumbre que rodean al cáncer.

La nutrición específica es otro pilar esencial en este enfoque integrativo. Durante el tratamiento oncológico, el cuerpo se encuentra en una constante batalla para recuperar fuerzas. A través de una alimentación rica en nutrientes, antioxidantes y antiinflamatorios naturales, como la cúrcuma, el ajo y el té verde, se puede apoyar el sistema inmunológico y ayudar a combatir los efectos secundarios de los tratamientos convencionales. Las dietas que incluyen frutas y vegetales frescos, bajas en azúcares refinados y grasas saturadas, ayudan a mantener un terreno corporal más alcalino, lo cual puede ser beneficioso para el bienestar general del paciente.

La terapia con hierbas medicinales, como el uso de la equinácea para estimular el sistema inmunológico o el jengibre para reducir las náuseas provocadas por la quimioterapia, es un recurso valioso cuando se integra de forma cuidadosa y con la supervisión de un profesional. La fitoterapia, combinada con una dieta adecuada, puede ayudar a recuperar la energía y a mejorar la digestión, que a menudo se ve afectada durante el tratamiento convencional. Las plantas adaptógenas, como el ginseng y la ashwagandha, pueden ofrecer un apoyo adicional, ayudando a equilibrar la respuesta del cuerpo al estrés y promoviendo una sensación de vitalidad renovada.

Más allá del aspecto físico, el soporte emocional es una pieza clave en el proceso de tratamiento del cáncer. Las terapias de acompañamiento emocional, como la terapia de arte y la musicoterapia, permiten al paciente expresar sus emociones de manera no verbal, canalizando el miedo, la tristeza y la incertidumbre a través de formas creativas. El arte, en todas sus expresiones, se convierte en un espacio seguro donde el paciente puede reencontrarse consigo mismo, reconociendo y liberando el dolor emocional que muchas veces acompaña a la enfermedad.

La importancia del apoyo familiar y comunitario también se destaca en el enfoque holístico del tratamiento oncológico. Los grupos de apoyo, donde los pacientes comparten sus experiencias y reciben el aliento de otros que están atravesando situaciones similares, crean una red de contención emocional que puede ser transformadora. La sensación de no estar solo en el camino de la enfermedad puede proporcionar una fuerza inesperada, ayudando al paciente a encontrar un propósito incluso en medio de la adversidad.

En este proceso, la espiritualidad emerge como una fuente de consuelo y fortaleza. No necesariamente ligada a una religión específica, sino entendida como la conexión con un sentido más profundo de la vida, la espiritualidad puede ofrecer al paciente una perspectiva más amplia sobre su experiencia. Las prácticas como la oración, la meditación devocional y la visualización de luz sanadora pueden ser herramientas poderosas para reconectar con una fuerza interior y un sentido de paz que trascienden lo físico. En momentos de dolor profundo, estas prácticas permiten al paciente encontrar un refugio interior donde puede descansar el espíritu.

El contacto con la naturaleza también juega un papel significativo en este acompañamiento holístico. La terapia de la naturaleza, que incluye paseos al aire libre, la observación de paisajes naturales y la práctica de la jardinería, puede tener un efecto sanador sobre la mente y el cuerpo. El simple acto de respirar aire fresco y sentir la tierra bajo los pies ayuda a restablecer una conexión perdida con la vida. En este sentido, la naturaleza actúa como un recordatorio constante de la ciclicidad y la renovación, ofreciendo al paciente una perspectiva de esperanza y regeneración.

El acompañamiento espiritual y energético durante el tratamiento del cáncer no solo apoya al paciente, sino que también puede ser un recurso valioso para los familiares y cuidadores, quienes a menudo enfrentan un gran desgaste emocional. La práctica de técnicas de relajación, como la respiración profunda y la meditación en grupo, puede crear un espacio de sanación compartido, donde todos los involucrados encuentran un respiro. Al cuidarse a sí mismos, los familiares y cuidadores pueden ofrecer un soporte más sólido y amoroso al paciente.

El enfoque de las terapias complementarias en el tratamiento del cáncer reconoce la complejidad del ser humano, atendiendo no solo a los síntomas físicos, sino también al sufrimiento emocional y espiritual que la enfermedad puede traer. Este enfoque integrador, que combina lo mejor de la medicina convencional con prácticas holísticas, busca restaurar la esperanza y la dignidad en cada paso del camino. No promete una cura mágica, pero sí un acompañamiento compasivo que permite al paciente transitar su proceso con mayor serenidad y fuerza interior. En este sendero, la sanación no se mide solo por la ausencia de la enfermedad, sino por la calidad de vida y el sentido de paz que el paciente puede encontrar a lo largo de su recorrido.

El acompañamiento holístico en el contexto del tratamiento oncológico no solo busca aliviar los síntomas físicos del paciente, sino que también pone especial énfasis en su bienestar emocional, mental y espiritual. Cada persona que enfrenta un diagnóstico de cáncer atraviesa un viaje único, en el cual las terapias holísticas pueden actuar como una guía que ilumina el camino hacia la recuperación o, en muchos casos, hacia la aceptación y la paz interior.

En el corazón de este enfoque se encuentra la personalización de las terapias. Cada paciente es un universo, con necesidades particulares y un ritmo único para procesar su situación. Los terapeutas que trabajan con pacientes oncológicos deben ser especialmente sensibles a estas diferencias, ajustando cada sesión de acuerdo con el estado físico y emocional del paciente. La escucha activa y la empatía son las herramientas fundamentales para crear un espacio de confianza donde el paciente se sienta comprendido y seguro.

Uno de los métodos clave en este proceso de acompañamiento es la aplicación de sesiones de Reiki más profundas y específicas, orientadas a aliviar el dolor y promover un estado de relajación profunda. En estas sesiones, el terapeuta puede utilizar símbolos avanzados de Reiki para dirigir la energía a las áreas más afectadas del cuerpo, proporcionando un alivio significativo. Además, se pueden realizar meditaciones guiadas durante las sesiones, ayudando al paciente a visualizar la sanación y a conectarse con una fuente de energía que va más allá de su propio cuerpo.

La práctica de la visualización, como herramienta para la sanación emocional, se convierte en un aliado poderoso. Se invita al paciente a visualizar un lugar seguro, un espacio donde puede encontrar calma y descanso, o a imaginar cómo su cuerpo se llena de una luz sanadora que recorre cada célula, revitalizando y purificando. Estos ejercicios de visualización no solo ayudan a reducir el estrés, sino que también proporcionan un anclaje positivo en la mente del paciente, una referencia de serenidad a la cual puede recurrir en momentos de angustia.

El uso de técnicas de respiración consciente, como el pranayama, también se integra en las sesiones de acompañamiento. Estas prácticas ayudan a mejorar la oxigenación del cuerpo, lo cual es crucial para un organismo que necesita fortalecer su sistema inmunológico. La respiración profunda, además, tiene un efecto calmante sobre el sistema nervioso, ayudando a reducir la ansiedad y el insomnio, dos problemas frecuentes en personas que atraviesan un tratamiento oncológico. Al enseñar al paciente a tomar conciencia de su respiración, se le da una herramienta para reconectarse con su cuerpo y calmar su mente en cualquier momento del día.

La aromaterapia se utiliza para complementar estas prácticas, creando un ambiente propicio para la sanación. Los aceites esenciales de lavanda, incienso y sándalo, por ejemplo, son conocidos por sus propiedades relajantes y por su capacidad de aliviar el estrés. En las sesiones de acompañamiento, el terapeuta puede sugerir el uso de difusores o la aplicación de aceites en puntos específicos, como las muñecas y el cuello, para ayudar a inducir una sensación de calma y bienestar. El aroma actúa como un puente hacia la memoria emocional, evocando sensaciones de paz que pueden ser reconfortantes durante momentos de dolor o miedo.

Otro aspecto importante del acompañamiento holístico es el trabajo con la nutrición energética. Si bien en muchos casos la alimentación del paciente ya está orientada por las recomendaciones de su oncólogo, el terapeuta holístico puede sugerir la incorporación de alimentos que nutran no solo el cuerpo, sino también la energía vital. Los caldos de vegetales ricos en minerales, los jugos de frutas frescas y las infusiones de hierbas con propiedades adaptógenas son algunas de las opciones que pueden ser recomendadas para fortalecer el cuerpo y la mente durante este proceso. Además, se puede trabajar con el paciente para que aprenda a escuchar su cuerpo y a identificar qué alimentos le proporcionan una mayor sensación de bienestar.

El cuidado de la mente y el espíritu también se aborda a través de la terapia de arte y la musicoterapia. Estas formas de expresión no verbal permiten que el paciente exteriorice sus emociones de manera segura, procesando el dolor y el miedo de forma creativa. En la terapia de arte, el simple acto de elegir colores y formas puede convertirse en una forma de expresión de su estado interno, mientras que la musicoterapia permite que el sonido actúe como un canal que libera tensiones emocionales. El terapeuta puede guiar estas sesiones, creando un ambiente donde el paciente se sienta libre de expresar lo que lleva dentro, sin temor al juicio.

En este proceso de acompañamiento, es esencial también trabajar con la red de apoyo del paciente, que incluye a familiares y amigos. La enfermedad no solo afecta a quien la padece, sino también a quienes están cerca. Por ello, el terapeuta puede ofrecer orientación sobre cómo los familiares pueden brindar un apoyo más efectivo, respetando el espacio emocional del paciente y aprendiendo a gestionar sus propios sentimientos de angustia. Sesiones de meditación en grupo o ejercicios de respiración conjunta pueden ser una manera de fortalecer estos lazos y de crear un espacio de sanación compartida.

En ciertos casos, el terapeuta holístico puede recomendar el uso de prácticas de conexión espiritual, como la oración o la meditación guiada con intenciones de sanación. Estas prácticas no tienen un objetivo dogmático, sino que buscan reconectar al paciente con su propia esencia y con la sensación de que hay una energía mayor que lo acompaña. Para algunos, esta conexión espiritual puede ser un reencuentro con la fe, mientras que para otros es simplemente una manera de encontrar sentido en medio de la incertidumbre. De cualquier forma, se convierte en un pilar que sostiene y fortalece al paciente a lo largo de su camino.

El acompañamiento holístico también reconoce que el objetivo no siempre es la curación física, sino el bienestar integral del paciente. En este sentido, la aceptación y la paz interior se vuelven metas tan importantes como la recuperación del cuerpo. En los casos en que la enfermedad progresa, el enfoque se orienta hacia la mejora de la calidad de vida, proporcionando un espacio donde el paciente puede expresar sus miedos, encontrar consuelo y sentir que, independientemente del desenlace, está siendo acompañado con dignidad y respeto.

El terapeuta holístico debe ser consciente de sus propios límites y trabajar en colaboración con el equipo médico del paciente, respetando los tratamientos convencionales y ofreciendo su apoyo de manera complementaria. La integración de estas prácticas holísticas con la medicina tradicional crea un enfoque más completo y humano, que atiende no solo al cuerpo, sino también a la esencia misma del ser humano. Así, el paciente puede transitar su proceso con un mayor sentido de plenitud, sabiendo que, más allá de la lucha contra la enfermedad, hay un camino de sanación interior que puede recorrer, acompañado de la mano de quienes se preocupan por su bienestar total.

Capítulo 27
Conexión con el Yo Superior y Autocura

La conexión con el Yo Superior es un concepto que, aunque sutil y profundo, tiene un potencial inmenso en el camino de la autocura. Se trata de ese aspecto de nosotros mismos que trasciende la mente racional, que habita en un plano más allá de lo físico, y que guarda la sabiduría innata de nuestra esencia. En momentos de dificultad, esa conexión puede actuar como una brújula, guiándonos hacia el equilibrio y la sanación, abriéndonos a una comprensión más amplia de la vida y de nuestras experiencias.

Para muchos, este proceso de conexión empieza con una simple intención de mirar hacia adentro, un deseo de entenderse a uno mismo más allá de las etiquetas y roles que desempeñamos en el día a día. A menudo, la vida nos empuja a mantenernos ocupados en la superficie de los acontecimientos, pero cuando la enfermedad o el dolor emocional nos detienen, surge la oportunidad de profundizar en esa búsqueda interior. La conexión con el Yo Superior no requiere de un marco religioso específico; más bien, se trata de un proceso íntimo y personal que puede tomar muchas formas, desde la meditación hasta la introspección tranquila.

Una de las prácticas más efectivas para acceder a este nivel profundo de conciencia es la meditación, especialmente aquellas técnicas que implican una observación atenta y desapegada de la mente. En el silencio de la meditación, cuando los pensamientos cotidianos empiezan a disolverse, emerge un espacio de calma y claridad. Este es el terreno fértil donde la voz del Yo Superior puede ser escuchada. A través de la práctica constante, se puede llegar a percibir esa intuición que surge desde lo más profundo, guiando decisiones, ofreciendo consuelo en momentos de incertidumbre, y recordando que somos más que nuestras circunstancias.

Una técnica específica para cultivar esta conexión es la meditación de la luz interior. En este ejercicio, se invita a la persona a visualizar una luz en su corazón, una chispa que brilla desde el centro de su ser. A medida que la respiración se profundiza, esa luz se expande lentamente, llenando todo el cuerpo, envolviendo cada célula en una sensación de calidez y paz. La luz se convierte en un símbolo de la presencia del Yo Superior, recordando que en nuestro núcleo siempre hay algo puro e inmutable. A medida que la luz crece, también lo hace la conexión con esa parte de nosotros mismos que sabe lo que es realmente importante y lo que debemos soltar.

La oración, para aquellos que resuenan con ella, también puede ser un puente hacia el Yo Superior. Sin importar la tradición a la que se pertenezca, la oración abre un espacio de vulnerabilidad y entrega, una invitación a dejar que algo más grande nos guíe y nos sostenga. No se trata de una súplica o de una demanda, sino de un diálogo íntimo, una conversación sincera con lo sagrado que habita en cada ser. A través de la oración, se puede acceder a una perspectiva más amplia, viendo la vida desde la óptica del espíritu y no solo desde la mente limitada por el temor y la duda.

La escritura intuitiva es otra herramienta poderosa para conectar con el Yo Superior. Consiste en sentarse con un papel y un lápiz, cerrar los ojos por un momento, y pedir a esa parte sabia de uno mismo que guíe las palabras que vendrán. Sin preocuparse por la estructura o la coherencia, simplemente se deja que la mano se mueva y que las palabras fluyan. Muchas personas han descubierto en este proceso mensajes profundos, respuestas a sus inquietudes más íntimas, e incluso un sentido de propósito renovado. La escritura intuitiva ayuda a liberar el flujo de pensamientos y a abrir la puerta a la intuición, permitiendo que el Yo Superior se exprese a través de nosotros.

Además de estas prácticas, la conexión con el Yo Superior se fortalece cuando tomamos tiempo para la contemplación en la naturaleza. La naturaleza, con su ritmo paciente y su equilibrio perfecto, nos recuerda que también formamos parte de un todo más amplio. Caminar descalzo sobre la tierra, sentir la brisa en la piel, o simplemente observar la danza de las hojas en el viento, son formas de reestablecer el vínculo con nuestra esencia. En esos momentos, el Yo Superior puede manifestarse como una sensación de paz y unidad, una certeza de que todo, de alguna manera, está en su lugar.

La música y el arte también juegan un papel en este proceso. Ciertas melodías y formas de expresión artística tienen la capacidad de elevar nuestro estado vibracional, llevándonos más allá de las preocupaciones del día a día. Al pintar, cantar, o incluso escuchar una pieza musical que resuene profundamente, es posible entrar en un estado de flujo, donde la mente se aquieta y emerge algo más profundo. Es como si el Yo Superior encontrara un canal para expresarse a través de la creatividad, recordándonos la belleza que reside incluso en los momentos difíciles.

Por otro lado, no siempre es fácil escuchar la voz del Yo Superior. En medio del dolor y el sufrimiento, la mente puede resistirse a soltar el control, insistiendo en respuestas inmediatas y soluciones tangibles. Pero el Yo Superior nos invita a la paciencia, a aceptar la incertidumbre como parte del viaje. En este proceso, la práctica de la gratitud se convierte en un bálsamo para el alma. Agradecer por lo que tenemos, incluso en medio de la adversidad, nos permite ver la vida con otros ojos y abrirnos a las enseñanzas que cada experiencia trae consigo.

La gratitud nos reconecta con la simplicidad y con el presente, invitándonos a disfrutar de los pequeños momentos: un amanecer, una conversación sincera, la sonrisa de un ser querido. Al enfocarnos en estas pequeñas bendiciones, el Yo Superior nos muestra que la vida, con todas sus sombras, sigue siendo un regalo que vale la pena apreciar. Esta actitud de gratitud también facilita la aceptación de nuestros propios procesos de sanación, entendiendo que cada etapa tiene un propósito, incluso aquellas que nos desafían profundamente.

La conexión con el Yo Superior nos invita a confiar en la vida, a soltar la necesidad de controlar cada aspecto y a aceptar que hay un flujo natural que nos guía. Al fortalecer este vínculo, se desarrolla una resiliencia que nos permite enfrentar los desafíos desde un lugar de serenidad. La autocura, entonces, se convierte en un proceso más profundo, donde no solo buscamos sanar el cuerpo, sino también alinear nuestra vida con nuestra esencia más verdadera. En ese camino, descubrimos que, aunque la curación física no siempre sea posible, la paz interior y la conexión con nuestro ser más elevado son formas de sanación igualmente valiosas.

El camino hacia la conexión con el Yo Superior no se detiene en una primera revelación o en un momento de introspección profunda. Es un viaje continuo que se nutre de prácticas diarias, de pequeños actos que nos realinean con nuestra esencia. A medida que exploramos más a fondo las técnicas de alineamiento espiritual, encontramos herramientas que permiten profundizar en esa conexión, haciéndola más estable y presente en la vida cotidiana. Este capítulo aborda algunas de esas prácticas avanzadas, orientadas a mantener una sintonía constante con nuestro ser más elevado.

La meditación trascendental es una de las vías más conocidas y efectivas para alcanzar ese estado de conexión profunda. A diferencia de otras formas de meditación, esta técnica se basa en la repetición silenciosa de un mantra personal, que actúa como un vehículo para trascender los pensamientos superficiales y acceder a un nivel de conciencia más profundo. En la meditación trascendental, el mantra no tiene un significado específico; es una vibración que, repetida con suavidad, conduce a un estado de calma donde el Yo Superior se vuelve más accesible. Aquellos que practican esta forma de meditación a diario experimentan una mayor claridad mental, una reducción del estrés y una sensación de paz que va más allá de las preocupaciones cotidianas.

Otra herramienta valiosa en el alineamiento espiritual es la visualización de guías espirituales. Esta técnica, aunque requiere una mente abierta y una disposición a lo desconocido, puede ser extremadamente poderosa. Se invita al practicante a imaginar un espacio seguro, un lugar que le inspire serenidad y seguridad. Allí, en ese espacio mental, se convoca la presencia de un guía espiritual, una figura que puede tomar diferentes formas: un maestro, un ancestro, una entidad de luz. La figura del guía actúa como un puente hacia la sabiduría que reside en el Yo Superior, proporcionando respuestas o simplemente ofreciendo compañía en momentos de incertidumbre. A través de este proceso, muchos descubren que las respuestas que buscaban siempre estuvieron dentro de ellos, esperando a ser escuchadas.

La escritura intuitiva, que mencionamos anteriormente, se profundiza en esta etapa con la práctica de la canalización escrita. A través de un estado meditativo, se invita al Yo Superior a tomar la pluma, permitiendo que surjan palabras y mensajes que, muchas veces, van más allá de lo que la mente consciente podría haber formulado. Esta práctica requiere de un ambiente tranquilo y un corazón abierto, dispuesto a recibir sin juzgar. Las palabras que surgen en estos momentos de canalización a menudo contienen una sabiduría sorprendente, guiando al individuo en decisiones importantes o brindando consuelo en tiempos de confusión.

El uso de cristales también se integra de manera más avanzada en este proceso de alineamiento espiritual. La amatista, conocida por sus propiedades para la meditación y la conexión con planos espirituales, se convierte en un compañero constante. Colocada sobre el tercer ojo durante la meditación, la amatista ayuda a abrir la intuición, permitiendo que el Yo Superior se exprese de manera más clara. Otro cristal frecuentemente utilizado en este tipo de prácticas es el cuarzo blanco, que actúa como amplificador de la energía, facilitando un canal más limpio entre el mundo físico y el espiritual. La práctica consiste en sostener el cristal, enfocarse en la respiración, y visualizar cómo la energía del cristal purifica y expande la conexión con la propia esencia.

En un nivel más avanzado, algunos recurren a la técnica de la regresión espiritual para sanar heridas profundas y realinear su energía. Este método consiste en acceder a recuerdos del alma, que pueden remontarse a otras vidas o a momentos significativos de la infancia, con la guía de un terapeuta especializado. Al explorar estas experiencias desde una perspectiva espiritual, se busca liberar bloqueos energéticos que se han acumulado a lo largo del tiempo. La regresión no solo proporciona una comprensión más profunda de los patrones de comportamiento actuales, sino que también permite alinear la vida presente con la misión del alma, que se encuentra custodiada por el Yo Superior. Sin embargo, es fundamental realizar este tipo de trabajo en un entorno seguro y con un profesional experimentado, para asegurar que el proceso sea sanador y respetuoso con la experiencia de cada individuo.

Las prácticas de respiración profunda, como el pranayama, también juegan un papel fundamental en el mantenimiento de un estado de alineamiento continuo. El pranayama, o control de la respiración, permite a la mente aquietarse y al cuerpo liberarse de tensiones acumuladas, creando un espacio para que la energía del Yo Superior fluya de manera más libre. Un ejercicio conocido es el "nadi shodhana" o respiración alternada, que equilibra las energías masculinas y femeninas dentro de nuestro sistema energético. Al practicarlo diariamente, se restablece la armonía interna y se facilita la conexión con esa voz interior que siempre busca guiar hacia el equilibrio.

En este camino de reconexión espiritual, también resulta esencial el trabajo con la energía kundalini. La kundalini, representada como una serpiente de energía que yace adormecida en la base de la columna vertebral, puede ser despertada a través de prácticas específicas como el yoga kundalini, que combina respiraciones, movimientos y mantras. A medida que esta energía asciende, activa los diferentes centros energéticos del cuerpo (chakras), abriendo la percepción y facilitando un estado de expansión de la conciencia. Sin embargo, este proceso debe ser abordado con respeto y preparación, ya que la energía kundalini puede ser intensa y desestabilizante si no se maneja de forma adecuada.

Otra forma de alineamiento espiritual es la contemplación de la naturaleza, un ejercicio tan simple como poderoso. Dedicar tiempo a observar el cielo, escuchar el murmullo de un río, o sentir la solidez de un árbol bajo las manos, nos recuerda la interconexión de toda vida y nos conecta con nuestro origen. En la naturaleza, el Yo Superior encuentra un canal directo para recordarnos que somos parte de un todo, que la separación es una ilusión y que cada ser forma un hilo en la trama del universo. La contemplación consciente permite que esa conexión se vuelva tangible, enseñándonos a fluir con los ciclos naturales y a encontrar serenidad incluso en medio de las tormentas personales.

Es importante recordar que el alineamiento con el Yo Superior no es un estado estático, sino un proceso dinámico que se profundiza con el tiempo y la práctica. A medida que nos sintonizamos con nuestra esencia, se desarrollan cualidades como la compasión, la sabiduría y la capacidad de perdonarnos a nosotros mismos y a los demás. El Yo Superior no busca la perfección, sino la autenticidad; nos guía para que vivamos de acuerdo con nuestra verdad, con un sentido de propósito y gratitud por cada experiencia, sea cual sea su naturaleza. Las prácticas de alineamiento espiritual no eliminan los desafíos de la vida, pero nos brindan las herramientas para enfrentarlos desde un lugar de fortaleza interior y aceptación.

A través de estos métodos, la conexión con el Yo Superior se convierte en una fuente constante de inspiración y guía. Nos enseña a caminar con confianza, sabiendo que, a pesar de las incertidumbres, hay un faro interno que siempre ilumina el camino hacia la verdadera paz y el bienestar profundo.

Capítulo 28
Autocuidado Holístico

El autocuidado holístico es un compromiso profundo con uno mismo, un acto de amor propio que va más allá de las rutinas superficiales. Es la integración de mente, cuerpo y espíritu en cada acción que realizamos diariamente, reconociendo que cada aspecto de nuestra existencia es interdependiente y requiere atención y cuidado para mantenerse en armonía. En este capítulo, exploraremos cómo diseñar una rutina de autocuidado que sea integral, adaptada a las necesidades individuales y en sintonía con los ritmos naturales de la vida.

El primer paso hacia una vida equilibrada comienza con la conciencia del cuerpo físico. Escuchar las señales que nuestro cuerpo envía es esencial para identificar qué necesita en cada momento. Esto incluye prácticas sencillas como la hidratación adecuada, una alimentación consciente y movimientos suaves que ayudan a liberar tensiones acumuladas. La hidratación no solo es vital para el funcionamiento del cuerpo, sino que, en un nivel energético, el agua actúa como un purificador, limpiando tanto el interior físico como el campo energético que nos rodea. Beber agua con intenciones positivas, como "absorber la calma" o "dejar ir el estrés", puede transformar este hábito cotidiano en una herramienta poderosa de autocuidado.

La alimentación consciente, o "mindful eating", es otro componente crucial. No se trata solo de elegir alimentos saludables, sino de estar presentes durante el acto de comer, reconociendo cada bocado como una fuente de vida y energía. Al masticar lentamente, saborear cada alimento y agradecer el proceso que lo llevó hasta nuestro plato, conectamos con la energía vital de la tierra. Esta práctica no solo mejora la digestión, sino que también nos ayuda a sentirnos más conectados con el entorno, comprendiendo que somos parte de un ciclo más amplio de vida y naturaleza. Los alimentos frescos, naturales y orgánicos, que conservan su energía vital, son ideales para mantener un equilibrio físico y energético.

En cuanto al cuerpo físico, una práctica diaria de movimientos conscientes, como el yoga o el tai chi, ayuda a mantener los canales de energía abiertos y en flujo constante. Estas disciplinas, además de fortalecer el cuerpo, permiten que la mente se enfoque y que la respiración se sincronice con el ritmo natural del cuerpo. Realizar una breve sesión de estiramientos o movimientos suaves por la mañana ayuda a despertar el cuerpo y la mente, estableciendo una intención de presencia y serenidad para el día que comienza. Al final del día, dedicar unos minutos a una práctica de relajación puede ser la diferencia entre un sueño reparador y una noche de insomnio.

La mente, el motor de nuestros pensamientos y emociones, también requiere un cuidado constante. La meditación diaria es una herramienta invaluable para cultivar un espacio de calma y observación. Aunque muchos la asocian con el acto de sentarse en silencio durante largos períodos, la meditación puede adoptar formas diversas: desde caminar conscientemente por un parque hasta prestar atención a cada respiración mientras se hace una pausa en el trabajo. Lo importante es encontrar un momento para desconectar del ruido externo y conectar con el silencio interior. La meditación guiada, que utiliza visualizaciones y afirmaciones positivas, puede ser especialmente útil para aquellos que recién comienzan, ya que proporciona un ancla para la mente y ayuda a desarrollar la capacidad de concentración.

El autocuidado holístico también se extiende a la dimensión espiritual, donde la introspección y la conexión con el propósito de vida toman protagonismo. Darse tiempo para reflexionar sobre las propias metas y valores, y cómo estos se alinean con la forma en que vivimos cada día, es fundamental para mantener la armonía interna. Un diario de gratitud puede ser una práctica transformadora, ya que permite enfocarse en los aspectos positivos de la vida y cultivar una actitud de apreciación. Escribir cada noche tres cosas por las que uno se siente agradecido ayuda a reprogramar la mente, dirigiéndola hacia la abundancia y la satisfacción, en lugar de la carencia y la preocupación.

Los espacios de introspección, además, permiten el surgimiento de la intuición. Escuchar esa voz interna, muchas veces silenciada por la prisa y las preocupaciones, nos guía hacia decisiones que se sienten más alineadas con nuestra esencia. Reservar unos minutos al día para simplemente sentarse en silencio y escuchar los pensamientos y emociones que emergen puede revelar mucho sobre lo que verdaderamente necesitamos en cada momento. Esta práctica de "escucha interna" es clave para ajustar las rutinas de autocuidado según las necesidades cambiantes de cada fase de la vida.

El cuidado de la energía personal, a través de prácticas como la limpieza energética, es otro pilar del autocuidado holístico. La limpieza energética puede realizarse de forma sencilla, utilizando herramientas como la sal marina en baños relajantes, que ayudan a liberar energías estancadas, o mediante la práctica de la defumación con hierbas como la salvia o el palo santo. Este tipo de rituales no solo purifican el campo energético, sino que también proporcionan un momento de pausa y reflexión, un espacio para dejar ir lo que ya no sirve y abrirse a nuevas energías.

Otra forma poderosa de autocuidado es crear un espacio sagrado en el hogar, un rincón dedicado a la introspección y la conexión con lo espiritual. Este espacio puede ser tan simple como una mesa con algunos cristales, una vela y una planta, o tan elaborado como un altar con objetos que representen las intenciones personales de cada uno. Lo importante es que sea un lugar que invite a la calma y que, al mirarlo, recuerde el compromiso de cuidarse a uno mismo.

El sueño, muchas veces subestimado, es otro de los pilares de una rutina de autocuidado holístico. No se trata solo de dormir la cantidad de horas recomendadas, sino de crear un ambiente propicio para un descanso profundo y reparador. Evitar el uso de dispositivos electrónicos antes de dormir, mantener una temperatura adecuada en la habitación y usar técnicas de respiración para relajarse antes de acostarse, son acciones simples que pueden mejorar la calidad del sueño de forma significativa. Un sueño profundo permite que el cuerpo se regenere, que la mente procese las experiencias del día y que la energía vital se renueve.

El autocuidado holístico, entonces, no es una meta a alcanzar, sino un proceso continuo de ajuste y escucha interna. Es la capacidad de responder a las propias necesidades con compasión y de darse permiso para priorizar el bienestar personal sin sentir culpa. Es entender que al cuidarnos a nosotros mismos, también estamos cuidando el espacio que compartimos con los demás, pues cuando nuestra energía es equilibrada, podemos ofrecer lo mejor de nosotros al mundo. Esta práctica diaria de autocuidado nos recuerda que somos responsables de nuestro bienestar y que cada pequeño acto cuenta en la creación de una vida más plena y armoniosa.

La integración de prácticas holísticas en la vida cotidiana no es un acto rígido, sino una danza que se adapta a los ritmos cambiantes de la vida, a las estaciones y a los desafíos que cada etapa nos presenta. El verdadero poder de una vida holística reside en la capacidad de ajustar nuestras prácticas de autocuidado según las circunstancias personales, encontrando un equilibrio que no solo fortalece nuestro cuerpo físico, sino también nutre la mente y el espíritu en todo momento. Este capítulo explora cómo adaptar estas prácticas a diferentes fases de la vida, ya sea durante periodos de estrés, recuperación de enfermedades o para mantener un estado de bienestar constante.

Durante los momentos de estrés intenso, el cuerpo y la mente tienden a entrar en un estado de alerta continua. Las técnicas de relajación se vuelven esenciales para romper este ciclo de tensión. La respiración profunda, un recurso accesible y potente, es un primer paso para devolver al sistema nervioso a un estado de calma. Prácticas como la respiración abdominal, donde el aire se inhala profundamente hasta llenar el abdomen y se exhala lentamente, pueden realizarse en cualquier lugar, incluso durante un breve descanso en el trabajo o antes de una reunión importante. Esta sencilla técnica no solo oxigena mejor el cuerpo, sino que también ayuda a despejar la mente y a centrar la atención en el momento presente.

En situaciones de ansiedad prolongada, la meditación guiada con visualizaciones de lugares tranquilos, como una playa serena o un bosque verde, puede ser un bálsamo para la mente agitada. Visualizar el sonido de las olas o el viento entre los árboles mientras se respira profundamente permite que el cuerpo entre en un estado de relajación profunda, reduciendo los niveles de cortisol y promoviendo la regeneración celular. Estas prácticas ayudan a la mente a crear un refugio interno al que se puede regresar cada vez que las demandas externas sobrepasan la capacidad de respuesta.

La adaptación de la dieta durante periodos de estrés es otra clave para mantener el equilibrio. Los alimentos ricos en magnesio, como las nueces, el cacao natural y las espinacas, ayudan a relajar los músculos y calmar el sistema nervioso. Los tés de hierbas, como la manzanilla y la valeriana, pueden ser integrados en la rutina nocturna para facilitar un sueño reparador. Además, evitar estimulantes como el café y el azúcar refinado durante estos periodos es fundamental para evitar picos de energía que luego caen abruptamente, creando un ciclo de agotamiento.

En la recuperación de enfermedades, ya sean físicas o emocionales, la paciencia y la suavidad consigo mismo son esenciales. El cuerpo necesita tiempo para restablecer su equilibrio, y las prácticas deben enfocarse en apoyar este proceso de sanación sin presionar el cuerpo a un ritmo que no pueda sostener. El uso de la fitoterapia puede ser un gran aliado, con plantas adaptógenas como la ashwagandha y el ginseng que ayudan a fortalecer el sistema inmunológico y a restaurar la vitalidad. Estas plantas, utilizadas durante siglos en la medicina ayurvédica, apoyan al cuerpo en la adaptación al estrés y promueven un equilibrio profundo en los sistemas internos.

Para aquellos que enfrentan enfermedades crónicas, la creación de rutinas holísticas personalizadas es especialmente importante. Cada día puede presentar desafíos únicos, y adaptar las prácticas de autocuidado de acuerdo con los niveles de energía de cada jornada puede marcar la diferencia. En un día de mayor energía, una caminata suave al aire libre, bajo la luz del sol, puede ayudar a estimular la producción de vitamina D y mejorar el estado de ánimo. En días de baja energía, optar por una sesión de meditación pasiva o simplemente descansar escuchando música suave puede ser la mejor forma de cuidar el cuerpo. La clave está en la flexibilidad, en saber escuchar el cuerpo y adaptar la rutina a sus necesidades.

La conexión con la naturaleza, además, juega un papel crucial en la recuperación de la vitalidad. Pasar tiempo en la naturaleza, ya sea caminando descalzo sobre la hierba, abrazando un árbol o simplemente observando el movimiento de las nubes, puede ser profundamente sanador. Este contacto directo con la energía de la tierra ayuda a descargar la tensión acumulada y a restaurar la conexión con el flujo natural de la vida. La práctica del "earthing" o conexión a tierra, que consiste en caminar descalzo sobre superficies naturales, permite que el cuerpo reciba las cargas eléctricas sutiles de la tierra, equilibrando el sistema nervioso y promoviendo un sueño más profundo.

Para mantener el equilibrio emocional a lo largo del tiempo, es fundamental cultivar un sentido de propósito y conexión con algo más grande que uno mismo. Esto puede ser a través de la espiritualidad, el arte, la música o cualquier actividad que despierte el sentido de maravilla y gratitud por la vida. Crear un altar personal en casa, donde se coloquen objetos que representen las intenciones de cada uno, como cristales, imágenes de la naturaleza o símbolos espirituales, puede ser un recordatorio diario de este propósito. Dedicar unos minutos al día frente al altar, respirando y reconectando con las intenciones más profundas, ayuda a mantener el foco en lo que realmente importa, incluso en medio de la agitación de la vida moderna.

Otra forma de adaptar la rutina de autocuidado es a través de la práctica de la gratitud. La gratitud tiene el poder de transformar la percepción de la realidad, llevando la atención desde lo que falta hacia la abundancia de lo que ya está presente. Escribir cada día en un diario tres cosas por las que se siente agradecimiento, incluso en los momentos difíciles, ayuda a mantener una perspectiva positiva y a reforzar la resiliencia emocional. Esta práctica sencilla, pero profunda, tiene el poder de cambiar el estado emocional de una persona y de fortalecer su sistema inmunológico a través de la creación de un estado de paz interior.

En la vida cotidiana, la integración de prácticas holísticas no requiere de grandes cambios, sino de pequeños ajustes que se suman para crear una vida más equilibrada. Puede ser tan simple como cambiar unos minutos de redes sociales por un paseo consciente, o reemplazar una comida procesada por un plato lleno de vegetales frescos y coloridos. Cada pequeño paso hacia una vida más consciente y conectada tiene un impacto profundo en el bienestar general.

La verdadera integración holística se convierte en un estilo de vida, donde cada acción cotidiana está impregnada de intención y presencia. Es vivir cada día no como una serie de tareas a completar, sino como una oportunidad para honrar el cuerpo, la mente y el espíritu. En este camino, la compasión hacia uno mismo y la disposición a ajustar el curso son las guías más importantes. Porque la vida, con sus altibajos, siempre nos invita a seguir explorando, adaptando y creciendo en nuestra conexión con el todo.

Capítulo 29
Cura Holística

La sanación es un viaje íntimo, una senda que serpentea por las profundidades del ser y que cada individuo recorre de manera única. No existen dos trayectorias idénticas, y esa es la riqueza de la experiencia humana. En el camino de la cura holística, el primer paso es siempre hacia el interior: un compromiso profundo con uno mismo, la voluntad de mirarse de frente, de aceptar las sombras y de nutrir la luz. Este capítulo aborda la importancia de asumir la responsabilidad personal por la salud y el bienestar, y cómo cada individuo puede tomar las riendas de su propio proceso de sanación.

La cura holística nos invita a un cambio de perspectiva: dejar de vernos como meros pacientes pasivos y convertirnos en los agentes activos de nuestra propia sanación. Esto no significa rechazar la ayuda externa, sino integrarla en un proceso más amplio en el cual la medicina, la terapia y las prácticas espirituales se convierten en aliados en lugar de protagonistas. En este sentido, la sanación holística se parece más a un arte que a una ciencia, un arte en el que se entrelazan las herramientas externas con el poder interno del ser.

Tomar la responsabilidad por la propia sanación implica un despertar, un reconocimiento de que cada decisión diaria, cada pensamiento y cada emoción tienen un impacto en nuestro estado de salud. Se trata de entender que el cuerpo no solo reacciona a los alimentos que consumimos, sino también a las palabras que nos decimos, a los pensamientos que alimentamos y a las emociones que acumulamos sin expresar. Este enfoque nos invita a desarrollar una relación más consciente con nuestro cuerpo, a escucharlo cuando nos habla a través de síntomas y a interpretar esos mensajes como oportunidades para hacer ajustes en nuestras vidas.

La autocompasión es una aliada fundamental en este proceso. Sin ella, el viaje de sanación puede convertirse en una carrera agotadora hacia una perfección inalcanzable. La autocompasión nos recuerda que no somos máquinas que deban funcionar a la perfección, sino seres humanos complejos que atraviesan ciclos de bienestar y de desafío. Permitirnos fallar, caer y volver a levantarnos con una mirada amable hacia nuestras propias debilidades es tan importante como seguir un plan de alimentación equilibrado o una rutina de ejercicios. La sanación verdadera no ocurre en la imposición, sino en la suavidad de aceptar cada parte de nuestro ser.

Mantener la motivación a lo largo de este camino puede ser un reto, especialmente cuando los resultados no son inmediatos o cuando nos enfrentamos a obstáculos que parecen insuperables. Aquí es donde la creación de rituales diarios se vuelve esencial. Un ritual puede ser tan simple como encender una vela cada mañana mientras se establece una intención para el día, o tomarse unos minutos antes de dormir para agradecer por los pequeños logros. Estos momentos de conexión con uno mismo actúan como anclas, recordándonos el propósito más profundo detrás de cada esfuerzo.

Otra clave para mantener la motivación es el autoconocimiento. Saber cuáles son nuestros puntos débiles, nuestras tentaciones y nuestras formas de autosabotaje nos permite diseñar estrategias para superarlos. Por ejemplo, si sabemos que el estrés nos lleva a buscar alimentos poco saludables, podemos preparar previamente opciones nutritivas que nos satisfagan. Si entendemos que la soledad nos hace perder el compromiso con las prácticas de meditación, podemos buscar un grupo de apoyo que nos acompañe en ese proceso. El autoconocimiento nos permite anticiparnos a las dificultades y abordarlas con creatividad y compasión.

La disciplina, en este contexto, no se vive como una imposición rígida, sino como un acto de amor hacia uno mismo. Es la constancia de mostrarse cada día, incluso cuando la motivación falla. Es levantarse del sofá para dar un paseo cuando el cuerpo lo necesita, es elegir preparar una comida que nutra en lugar de recurrir a lo rápido y fácil. Pero también es saber cuándo necesitamos descanso, cuándo es momento de soltar el esfuerzo y permitirnos simplemente ser. La disciplina, cuando se combina con la autocompasión, se convierte en una forma de nutrir el alma.

En el viaje de la cura holística, las metas no son puntos fijos, sino estrellas que guían el camino. No se trata de alcanzar un estado perfecto de salud, sino de avanzar continuamente hacia una mejor versión de nosotros mismos. Esto implica entender que la sanación no es una línea recta, sino un proceso en espiral, donde a veces se vuelve a los mismos puntos desde una perspectiva más profunda. Cada recaída, cada momento de duda, es en realidad una oportunidad para revisar, para aprender, para crecer.

La sanación profunda también nos lleva a cuestionar nuestras creencias más arraigadas sobre la vida y sobre nosotros mismos. A menudo, son las creencias limitantes las que nos impiden avanzar: "No soy lo suficientemente fuerte", "La sanación es demasiado difícil para mí", "No merezco estar bien". Identificar estas creencias y reemplazarlas por afirmaciones positivas y poderosas es parte del proceso de empoderamiento personal. Estas afirmaciones no son meros mantras vacíos, sino declaraciones de la verdad que queremos manifestar en nuestras vidas: "Tengo la fuerza para sanarme", "Cada día es una nueva oportunidad para mejorar", "Merezco vivir en equilibrio y bienestar".

El apoyo de la comunidad es otro aspecto vital en este proceso. A veces, el camino de la sanación puede sentirse solitario, especialmente cuando los cambios que decidimos hacer nos alejan de hábitos sociales comunes. Sin embargo, encontrar personas que comparten una visión similar, que están comprometidas con su propio bienestar, puede ser una fuente invaluable de inspiración y motivación. Los círculos de meditación, las comunidades de yoga, o incluso los grupos en línea pueden ofrecer un sentido de pertenencia y un espacio seguro para compartir las alegrías y los desafíos del camino.

Es esencial recordar que la sanación no tiene un destino final. No se trata de llegar a un punto donde todos los problemas se disuelven y la vida se convierte en un camino sin piedras. La sanación holística nos enseña a vivir en armonía con los desafíos, a encontrar el equilibrio entre la aceptación y el cambio. Nos invita a danzar con la vida en todas sus manifestaciones, a celebrar cada pequeño avance y a abrazar con paciencia cada retroceso.

Este proceso no solo transforma a quienes lo viven, sino que también tiene el potencial de transformar su entorno. La energía de una persona comprometida con su bienestar irradia, se extiende a quienes la rodean, y siembra semillas de cambio en aquellos que se cruzan en su camino. La cura holística, así, se convierte en un acto de amor hacia uno mismo y hacia el mundo, una ofrenda que trasciende el plano individual y que resuena en el tejido mismo de la comunidad y la sociedad. En el próximo paso de este viaje, exploraremos cómo este impacto puede extenderse aún más allá, sembrando las bases para una cura colectiva y un cambio profundo en el corazón de las comunidades.

La sanación, cuando es profundamente asumida por el individuo, trasciende las fronteras del ser y se proyecta hacia la colectividad. Cada acto de sanación personal, cada esfuerzo por encontrar equilibrio y bienestar, crea una onda que se expande, afectando a quienes nos rodean y, eventualmente, a la sociedad en su conjunto. En este capítulo, exploramos cómo la sanación individual puede ser la semilla de una transformación social más amplia, y cómo la integración de prácticas holísticas puede inspirar a comunidades enteras a vivir de manera más consciente y conectada.

Imaginemos una gota de agua cayendo en un lago sereno. Esa gota, al tocar la superficie, genera ondas que se expanden sin cesar, alcanzando puntos cada vez más lejanos. De la misma forma, una persona que elige sanarse a sí misma, que decide romper con patrones de enfermedad y sufrimiento, impacta a su entorno de maneras que no siempre son evidentes a primera vista. Una madre que aprende a gestionar su ansiedad con técnicas de respiración puede enseñar a sus hijos la importancia del autocuidado; un trabajador que encuentra en la meditación un refugio contra el estrés puede inspirar a sus compañeros a buscar alternativas para mejorar su bienestar.

El impacto de la sanación personal en el tejido social es especialmente evidente en contextos donde el sufrimiento y la desesperanza se han normalizado. Barrios marginados, comunidades rurales aisladas o colectivos que han enfrentado adversidades pueden beneficiarse profundamente cuando uno de sus miembros asume el rol de faro, iluminando el camino hacia una nueva forma de ver la vida. Este faro no es alguien que impone su visión, sino alguien que, desde la humildad de su propia experiencia, muestra que otro modo de vivir es posible.

Uno de los mecanismos más poderosos para promover este tipo de impacto social es la creación de espacios de encuentro donde se compartan prácticas de sanación. Estos pueden ser círculos de meditación, talleres de respiración consciente, o incluso grupos de caminatas al aire libre donde el objetivo principal es reconectar con la naturaleza y con el propio ser. Estos espacios permiten que las personas se reúnan, compartan sus experiencias, se apoyen mutuamente y aprendan de quienes han avanzado un poco más en el camino de la cura. En estos círculos, no existen jerarquías; todos son maestros y aprendices al mismo tiempo, y el conocimiento fluye de manera orgánica, adaptándose a las necesidades y realidades de cada comunidad.

Las prácticas de sanación comunitaria no solo fortalecen el bienestar individual, sino que también tienen el potencial de transformar dinámicas sociales más amplias. Una comunidad que integra el cuidado holístico en su vida cotidiana es una comunidad más resiliente, más capaz de enfrentar desafíos colectivos con una mente clara y un corazón abierto. Por ejemplo, comunidades que adoptan la meditación como práctica común reportan una reducción en los niveles de violencia y un aumento en la cooperación entre sus miembros. Esto no se debe a un cambio mágico, sino a la transformación de la manera en que los individuos gestionan sus emociones y enfrentan los conflictos.

Para que este tipo de transformación tenga lugar, es fundamental respetar las tradiciones y la cultura de cada comunidad. La sanación holística no debe imponerse como una verdad única, sino adaptarse y enriquecerse con los saberes ancestrales de cada pueblo. En muchas comunidades indígenas, por ejemplo, existen rituales de conexión con la tierra y el cosmos que se alinean perfectamente con los principios de la sanación holística. Integrar estos saberes, honrarlos y darles un lugar central en las prácticas de bienestar es un acto de respeto y una manera de fortalecer la identidad comunitaria.

Además, la cura holística tiene el potencial de fomentar una nueva relación con la naturaleza, algo particularmente relevante en una época de crisis ecológica. Al entendernos como seres interconectados con todo lo que nos rodea, nos damos cuenta de que nuestra salud está indisolublemente ligada a la salud del planeta. De este modo, el respeto por el propio cuerpo se extiende al respeto por la tierra, el agua y el aire. Una comunidad que adopta esta perspectiva es más propensa a cuidar sus recursos naturales, a proteger sus ríos y bosques, y a buscar formas de vida más sostenibles.

La educación también juega un papel crucial en este proceso de transformación social. Integrar la sanación holística en los programas educativos, desde la infancia, puede sembrar en las nuevas generaciones la idea de que el bienestar no es un lujo, sino un derecho y una responsabilidad compartida. Escuelas que incorporan la meditación, el yoga o la alimentación consciente en su currículum han demostrado mejoras en la atención, la empatía y el rendimiento académico de sus estudiantes. No se trata de reemplazar las materias tradicionales, sino de complementar la formación académica con herramientas que permitan a los jóvenes enfrentar la vida con mayor equilibrio y autoconocimiento.

El impacto de la cura holística en la sociedad también puede ser potenciado a través de proyectos comunitarios que aborden problemáticas específicas. Iniciativas como huertos comunitarios, donde las personas no solo cultivan alimentos sino que también aprenden sobre el poder curativo de las plantas, son un ejemplo de cómo la sanación puede integrarse a la vida cotidiana de forma práctica y accesible. En estos espacios, el trabajo conjunto no solo mejora la alimentación, sino que también fortalece los lazos sociales y genera un sentido de propósito compartido.

Por último, es importante destacar que el impacto de la cura holística en la sociedad no es inmediato, ni siempre visible a simple vista. Es un proceso lento, casi subterráneo, que se gesta en las pequeñas acciones cotidianas y que, con el tiempo, florece en cambios más amplios y duraderos. Así como una semilla necesita tiempo y cuidado para convertirse en árbol, la sanación colectiva requiere paciencia y perseverancia. Pero cuando finalmente echa raíces, los frutos que ofrece son abundantes: una comunidad más sana, más unida, más capaz de enfrentar las adversidades y de celebrar las alegrías de la vida.

En el final de este viaje, la cura holística nos revela que la sanación no es solo un acto individual, sino un regalo que nos hacemos unos a otros. Al cuidar de nosotros mismos, al encontrar nuestro centro y al caminar con más ligereza por el mundo, nos convertimos en agentes de cambio, en faros de esperanza para quienes aún buscan su propio camino. La cura holística nos recuerda que no estamos solos, que cada paso que damos hacia el bienestar resuena en los corazones de quienes nos rodean, y que juntos, como sociedad, podemos construir un futuro más luminoso y lleno de vida.

Epílogo

Al llegar al final de este recorrido, una verdad emerge con claridad: la sanación es un proceso continuo, un ciclo de renovación constante que va más allá de lo visible. La energía que nos sostiene, ese flujo sutil de Prana o Qi que habita en cada uno de nosotros, nos ha guiado a través de estas páginas, mostrándonos que la salud auténtica no es solo la ausencia de enfermedad, sino la armonía entre cuerpo, mente y espíritu.

Cada técnica aprendida, cada reflexión sobre la conexión entre los meridianos, los chakras y el poder de la intención, nos ha llevado a un lugar más profundo de autoconocimiento. Sin embargo, este no es un punto final, sino el inicio de una nueva forma de percibirnos a nosotros mismos y al mundo que nos rodea. Ahora, el desafío radica en aplicar este conocimiento en la vida diaria, permitiéndonos escuchar las señales de nuestro cuerpo, abrazar nuestras emociones y cultivar la calma en medio del caos cotidiano.

La Medicina Tradicional China, el Ayurveda, el Reiki y las diversas prácticas que hemos explorado son puertas abiertas hacia una comprensión más amplia de la existencia. A través de ellas, hemos descubierto que la verdadera fuerza no reside en el control absoluto, sino en la capacidad de fluir con las corrientes cambiantes de la vida, adaptándonos con la flexibilidad de un bambú que se inclina ante el viento sin quebrarse. Cada respiración profunda, cada meditación y cada ejercicio de visualización se convierten en recordatorios de que la energía vital siempre está a nuestro alcance, lista para ser despertada.

Pero el viaje de la sanación no está exento de retos. A medida que integramos estas enseñanzas en nuestro día a día, puede que enfrentemos momentos de resistencia, de dudas y de antiguos patrones que intentan regresar. Sin embargo, es precisamente en esos momentos cuando la verdadera transformación tiene lugar. La práctica constante, la paciencia con uno mismo y la apertura a lo desconocido nos permitirán mantener el equilibrio incluso cuando la vida parezca perder su armonía.

Este epílogo, más que un cierre, es una invitación a continuar explorando el potencial de la sanación holística. A recordar que cada paso hacia el autoconocimiento y el bienestar es un acto de amor hacia nosotros mismos y hacia el universo que nos rodea. Ahora que has recorrido este camino, llevas contigo herramientas poderosas: la capacidad de sanar desde lo profundo, de percibir las sutilezas de tu propia energía, y de reconectar con la esencia que te hace único.

Que estas enseñanzas florezcan en ti como semillas plantadas en tierra fértil, que el flujo de energía vital continúe guiándote hacia un estado de plenitud y que encuentres, en cada respiración, la certeza de que la sanación es un proceso que nunca termina, sino que se reinventa con cada amanecer. La armonía que buscas, ya sea en la calma de una meditación o en el dinamismo de un día agitado, se encuentra siempre presente, esperando a ser descubierta en cada rincón de tu ser.

Al cerrar este libro, recuerda que la energía que fluye a través de ti también fluye a través de la vida misma, conectándote con el latido del universo. Acepta esta conexión como un regalo, y permite que la sabiduría interior que has despertado te acompañe en cada paso, guiándote hacia un futuro lleno de luz, equilibrio y serenidad. Porque, en última instancia, la sanación no es un destino, sino un viaje continuo, una danza sin fin con la esencia de la vida.

www.ingramcontent.com/pod-product-compliance
Lightning Source LLC
LaVergne TN
LVHW040142080526
838202LV00042B/2997